Brigitta und Roman Horatschek

# DEIN GESICHT

Brigitta und Roman Horatschek

# DEIN GESICHT

Harmonie durch sanftes
Muskeltraining mit *Ismakogie*

Übungen für die Schönheit von innen

NP

VERLAG NIEDERÖSTERREICHISCHES PRESSEHAUS
St. Pölten–Wien

1. Auflage 1993


Bildnachweis:
Karl Herzog, Körperbau und Bewegung, © 1981, Ferdinand Enke Verlag, Stuttgart (Abb. 6);
Karl Tittel, Beschreibende und funkionelle Anatomie des Menschen, Gustav Fischer Verlag, Stuttgart 1981, © 1990[11], Gustav Fischer Verlag, Jena (Abb. 7, 10, 39);
Radomir Cihak, Anatomie 1, © 1987, Avicenum, zdravotnické nakladatelství, n. p., Prag (Abb. 11, 12, 26);
W. Kahle/H. Leonhard/W. Platzer, Taschenatlas der Anatomie, Band 1, © 1979, Georg Thieme Verlag, Stuttgart (Abb. 31, 44, 45).
Die Abbildungen 4 und 9 stellte Brigitta Horatschek zur Verfügung.

Illustrationen:
Peter P. Peterlik

Umschlagfoto:
The Image Bank, Wien

Umschlagentwurf:
Atelier Rendl, Wien

Gesamtherstellung:
Niederösterreichisches Pressehaus
Druck- und Verlagsgesellschaft mbH
A-3100 St. Pölten, Gutenbergstraße 12


Printed in Austria

ISBN 3 85326 988 5

# Inhalt

# Vorwort

Das Gesicht – das Gesehene: der sichtbare Teil der Körperoberfläche ist noch vor der Sprache die wichtigste Grundlage der zwischenmenschlichen Beziehungen. Drückt es doch das aus, was der Mensch denkt und fühlt. Die Mimik wird schon von Säuglingen richtig verstanden. Auch für Fremde ist sie der wichtigste Teil der Körpersprache; sie kann Zuneigung oder Abneigung, ja sogar Angst und Aggressionen beim anderen auslösen. Daß Körperhaltung und Mimik in direktem Zusammenhang stehen, ist uns selbstverständlich und kommt in zahlreichen Redewendungen zum Ausdruck. Himmelhoch jauchzend vor Glück, zu Tode betrübt, kummergebeugt, ängstlich um sich blickend – viele Redensarten beschreiben so typische Ausdrucksformen, daß jeder diese Köprersprache ohne nähere Beschreibung der Einzelheiten versteht.
Körperhaltung und Mimik haben gemeinsame Wurzeln im Unterbewußtsein, auch kann eine schlechte Körperhaltung negative Auswirkungen im Gesicht zeigen. Es ist das Verdienst von Frau Prof. Anne Seidel, daß sie als ausübende Kosmetikerin beobachtete, wie ihre Bemühungen um faltenlose, harmonische Gesichtszüge sofort zunichte wurden, wenn ihre Kundin nach der Behandlung in ihre gewohnte schlechte Körperhaltung zurückfiel. Angeregt durch anatomische Erkenntnisse im Rahmen einer Körpermassage-Ausbildung widmete sie sich jahrelang dem Studium der Bewegungsabläufe und fand zahlreiche Zusammenhänge zwischen Körperbewegungen und Mimik. Ich kenne Frau Prof. Seidel seit meiner Studienzeit vor über 40 Jahren und bewunderte immer wieder ihr Streben nach Erkenntnissen der natürlichen Bewegungsabläufe. Das Ergebnis ist die *Ismakogie*, die inzwischen unzähligen Menschen zu einer harmonischen Körperhaltung verholfen und Schäden verhindert hat. Im Laufe der Jahre bildete Frau

Prof. Seidel zahlreiche *Ismakogie*-Lehrerinnen aus. Mit Begeisterung verbreiten sie ihre Lehre, und Frau Brigitta Horatschek ist eine der erfolgreichsten unter ihnen.
Das vorliegende Buch stellt eine ideale Ergänzung der vorangegangenen Werke der Autorin über *Ismakogie* dar, indem es die Besonderheiten der mimischen Muskulatur und deren Zusammenhänge mit der Körperhaltung aufzeigt.
Das Buch stellt nicht nur für jede Kosmetikerin eine Bereicherung des Wissens dar im Sinne einer Kosmetik von innen. Seine leicht faßlichen Erklärungen und unzähligen Beispiele und Darstellungen machen es für jeden Interessierten zu einer unerschöpflichen Quelle von Erkenntnissen und Anregungen.
Ich freue mich über das Erscheinen dieses Werkes und wünsche ihm und den Autoren den gebührenden Erfolg.

Medizinalrat Dr. Gertrude Harrer

Facharzt für Dermatologie
Leiterin der Wiener Schule für Körperpflege

# Das Gesicht – Tor zum Menschen und Spiegel seiner Seele

Eine Einführung

Unser Gesicht ist der erste Eindruck, den ein Mensch von uns erhält. Es ist jener Bereich unseres Körpers, der meist unverhüllt und ungeschützt der Umwelt entgegengehalten wird. Auch wir beurteilen unser Gegenüber nach dem Gesicht. Frauen beurteilen dabei Frauen anders als Männer und umgekehrt. Das Gesicht drückt Stimmungen und Gefühle aus, es spiegelt Schmerz und Trauer genauso wie Harmonie und Glück. So gut man seine Körpersprache auch unter Kontrolle bringen mag, im Gesichtsbereich gelingt dieses Unterfangen nicht immer. Die Gesichtszüge, aber auch unsere Augen, verraten unsere inneren Gefühle. Schicksale und Lebensgeschichten sowie Fehlbewegungen und Fehlhaltungen des Gesichts (z. B. Stirnrunzeln, Heben der Augenbrauen, ein verbissener Mund, ein finsteres, freudloses oder zorniges Gesicht, schlechte Laune, Grimassenschneiden) hinterlassen mit der Zeit Spuren, die für alle sichtbar sind. Zuviel Sonne, Wind und Wetter, zu wenig Bewegung in frischer Luft, falsche Ernährung, zu wenig Flüssigkeitszufuhr, unzureichender Schlaf sowie andere Einflüsse tragen ebenfalls ihren Teil zu Veränderungen der Haut und zum Alterungsprozeß bei.

Jeder hat die Chance, sein Gesicht attraktiv und harmonisch aussehen zu lassen. Und innere Schönheit sollte keine Frage des Alters sein.
Der Mensch lenkt seine Aufmerksamkeit gern auf Äußerlichkeiten. Er erneuert z. B die Tapete, wenn sie Flecken hat, oder repariert sofort die Delle an seinem Fahrzeug, verschönert innen und außen sein Haus, seine Wohnung oder seinen Garten, aber er vernachlässigt die innere Muskelpflege seines Körpers und vor allem die innere muskuläre Pflege des Gesichts. Es ist nicht genug, Gymnastik oder Sport zu betreiben, wenn man nicht auf eine bewußte, harmonische, muskuläre Führung achtet.

Sport sollte nicht beim Hals enden. Auch das Gesicht sollte muskulär aktiviert und erfrischt werden. Die meisten Menschen wiederholen täglich ihre Fehler. Sie sitzen oder stehen in einer schlechten Körperhaltung. Sie achten nicht auf eine aufrechte Halswirbelsäule und eine richtige Kopfhaltung, pressen die Lippen zusammen, lassen die Mundwinkel hängen, vermeiden es zu lächeln, kneifen die Augen zusammen oder legen ständig die Stirne in Falten. Im täglichen Leben begeht fast jeder ständig bewußt oder unbewußt kleine oder große Sünden im Körper und im Gesicht. Das soll aber kein Vorwurf sein, da wir uns unserer Fehler erst bewußt werden müssen.

Man sollte seinen Körper und sein Gesicht öfters in einem Spiegel genau beobachten, sich kontrollieren, seine Fehler erkennen und korrigieren. Jeder hat die Macht und die Möglichkeit, seine Körperhaltung und sein Gesicht muskulär zu ordnen, seine Muskeln funktionsgerecht einzusetzen, sich willentlich von innen heraus zu beleben und zu erfrischen und dadurch attraktiver und jugendlicher auszusehen.

Sagen Sie nicht, man müßte etwas für sich tun, sondern *tun Sie es!*

Ihre innere positive Einstellung und Ihr Wille zu Muskelbewegungen sind wichtig. Sie müssen nur bereit sein, etwas für sich selbst zu tun. Und dazu ist es nie zu spät. Nehmen Sie sich Zeit für sich selbst, versuchen Sie zu lächeln, denken Sie positiv, wecken Sie Ihre innere Antriebskraft, und lassen Sie Ihre Energie über die Muskelbewegungen in das Gesicht fließen.

Sie sollten mit Konzentration, positiven Gedanken, Freude und bewußtem Fühlen sowie mit strahlenden Augen und einem herzlichen Lächeln die Muskelübungen im Gesicht beginnen. Versuchen Sie, die Übungen täglich und regelmäßig auszuführen, bis die muskulären Übungen im Gesicht für Sie selbstverständlich werden. So werden Sie sich ein gut durchblutetes, erfrischtes und harmonisches, jugendlicheres Gesicht formen und erhalten.

*Dieses Buch soll Ihnen helfen, Ihre Gesichtsmuskeln kennenzulernen und durch Ihren Willen positiv zu beeinflussen und zu aktivieren!*

Wir können unseren Typ verändern, können die Kleidung wechseln, eine neue Haarfarbe wählen und ein neues Make-up auftragen. Die Muskeln des Körpers und speziell die des Gesichts aber bleiben immer die gleichen. Wenn das Gesicht schlaff und müde ist, ändern auch unsere kosmetischen Bemühungen nichts daran. Äußerliche Pflege und Kosmetik ist absolut notwendig und wichtig. Die *Ismakogie* will jedoch diese Pflege von innen unterstützen, sie voll zur Geltung bringen und Sie und Ihr Gesicht durch das harmonische Muskeltraining noch schöner, positiver und attraktiver erscheinen lassen.
Make-up und Schminke lassen Augen, die einen müden, interesselosen oder gelangweilten Blick haben, nicht strahlen. Lippenstift hilft nicht gegen hängende Mundwinkel oder zusammengepreßte Lippen, im Gegenteil, durch die Schminke erscheinen diese Lippen nur noch schmäler. Rouge kommt besser zur Geltung, wenn die Wangen durch *Ismakogie*-Übungen von innen muskulär aufgebaut oder erhalten werden. Das gleiche gilt für Nagellack. Wenn Sie Ihre Arme und Finger anmutig und elegant bewegen und Ihre Finger nicht ständig gebeugt halten, so unterstreicht der Nagellack das Aussehen der Hände. Ein Doppelkinn trägt auch nicht zur Attraktivität bei, kann aber durch Kiefer- und Zungenübungen verbessert werden. Dazu bietet sich ein Vergleich an: Ein Auto, das man nur von außen pflegt und den Motor vernachlässigt, wird mit der Zeit seine Dienste versagen. Gleiches gilt für eine nicht trainierte und vernachlässigte Gesichtsmuskulatur. Mit der Zeit wird alles schlaff, unsere Gesichtszüge beginnen zu hängen, und die Konturen sinken ab. Sie wirken um Jahre älter. Die *Ismakogie* festigt durch harmonische Bewegungen die Gesichtsmuskeln und die Konturen. Der Gesichtsausdruck bekommt mit Hilfe der mimischen Muskeln eine positive Ausstrahlung.

Gefühle sind als innere Erlebnisse manchmal schwer zu beschreiben. Sie hängen mit unserem Handeln zusammen und stehen in einer tiefen Verbindung zu unseren physiologischen Bedürfnissen und unseren Motiven. Einige elementare Gefühle äußern sich unmittelbar im Verhalten. Angst, Furcht, Ärger,

Wut, Zorn und Traurigkeit sind negativ. Dagegen wirkt ein Gesicht, in dem sich Freude, Glück und Zufriedenheit spiegeln, harmonisch. Andere Gefühle wiederum, wie Hunger, Durst oder Unwohlsein, spielen sich eher im Inneren unseres Organismus ab.

Das Gesicht spielt in unserem Körper eine Doppelrolle: es ist Antlitz nach außen und zugleich zentrales Organ unserer meisten Wahrnehmungen (Augen, Nase, Zunge, Ohren, Lippen). Es ist »Spiegel der Seele« und »Tor zum Menschen«. Infolge seiner Konturen und seines Aussehen ist das Gesicht der auffallendste Ausdruck der menschlichen Individualität.
Jeder Mensch hat sein Gesicht. Er kann es erhalten oder verlieren. Unsere Lebensgeschichte läßt sich oftmals im Gesicht ablesen. Unser Glück und unser Unglück, unsere Harmonie und unsere Probleme liegen beim aufmerksamen Blick in den Spiegel offen vor uns. Das Gesicht dient aber auch, wie wir gesehen haben, als Metapher: man sagt von einem gelungenen Werk, daß es ein »Gesicht« habe. Ist ein Mensch nicht ehrenwert und hat er sich als unzuverlässig erwiesen, so heißt es, daß er »sein Gesicht verloren« habe.

Das Auge ist durch die kulturelle und technische Entwicklung zu einem der wichtigsten Sinnesorgane des Menschen geworden. Es erfaßt Ferne und Nähe. Kein anderes Organ reicht so weit in die Ferne. Die Augen ermöglichen uns Orientierung und Kommunikation. Im Laufe der Zeit wurde das Blickfeld jedoch immer mehr eingeengt. Hat sich der Mensch früher fast nur in der Natur aufgehalten und den Blick oft in die Ferne gerichtet, so arbeitet und bewegt er sich heute hauptsächlich in geschlossenen Räumen (Büros, Kaufhäuser, oft ohne Fenster, Wohnungen).
In unserer schnellebigen Zeit mit all ihrer visuellen Überreizung haben unsere Augen eine neue Bedeutung bekommen. Werbung, unzählige Fernsehprogramme, Computerspiele, Video, Kino, Fotografie und Medien überfordern uns tagein, tagaus mit geballten Ladungen an Informationen, die oft noch dazu sehr nahe an das Auge herangebracht werden. Der Mensch ist schaulustig, er läßt sich durch die Medien

optisch berieseln, und er verlernt, bewußt in die Ferne zu schauen.
Gleiches läßt sich von unserem Gehörsinn sagen. Denken wir doch nur an die Menschen, vor allem an viele Jugendliche, die uns täglich mit Walkmen und Discmen begegnen. Sie können kaum noch mit Ihrer Umwelt kommunizieren, da sie diese mitunter nicht einmal hören. Interessant erscheint, daß wir dazu neigen, laute, negative und unschöne Dinge eher wahrzunehmen als schöne. Wir hören die Baumaschine, den Autolärm und überhören das Vogelgezwitscher. Wir sehen den Unrat auf der Straße und gehen achtlos an mancher Blume vorüber.

Es läßt sich keine Regel aufstellen, nach der man einen Charakter am Gesicht einfach ablesen könnte. Im Laufe der Jahre eines Lebens ist die Wandlung eines Gesichts ein sichtbares Beispiel für die Änderbarkeit der Gesichtskonturen. In den ständigen, flüchtigen Veränderungen des Gesichts (Mimik) können sich, wie schon erwähnt, alle Gefühle spiegeln, und zwar von ihrem ersten Aufflackern bis zum Abklingen. So zeigen wir manchmal auch Regungen, ohne uns dessen bewußt zu sein. Denken wir doch an das Stirnrunzeln beim Beobachten oder Nachdenken, das uns oft nicht auffällt.
Betrachtet man das Gesicht, ergibt sich eine Dreisamkeit: Haut – Kontur – Ausdruck. Die Haut können Sie pflegen, die Konturen durch eine aktive Muskulatur beeinflussen, und der Ausdruck läßt sich durch unsere Mimik sowohl positiv als auch negativ steuern.
Das Zusammenspiel dieser drei Elemente ergibt unser Aussehen. Es liegt in Ihrer Macht, diese Anlagen zu erhalten und zu verbessern. Kosmetika helfen, dem Prozeß der Hautalterung Einhalt zu gebieten. Die ***Ismakogie*** fördert von innen heraus den Muskelaufbau und pflegt die Formschönheit des Gesichts.
***Ismakogie*** *und Kosmetik ergänzen also einander in idealer Weise.*
Eine aktive Gesichtsmuskulatur läßt Sie jünger und besser aussehen. Betrachten Sie sich am Morgen bewußt im Spiegel. Ihr Gesicht sollte nach dem Schlaf ausgeruht und erholt sein. Doch meist blickt man müde auf das Spiegelbild, unzufrieden

mit dem Aussehen. Lassen Sie sich jedoch nicht durch Ihren Anblick und durch Ihre schlechte Laune den Tag verderben. Zaubern Sie sich mit *Ismakogie* schon morgens beim Aufstehen und bei der Morgentoilette strahlende Augen und ein herzliches, freudiges Lächeln auf Ihr Gesicht, und lassen Sie den Tag durch einige erfrischende Gesichtsmuskel- und Augenübungen schöner beginnen.
Schließen wir diese einführenden Worte mit einem Zitat aus einem Buch von Reinhold Gerling (»Der vollendete Mensch«, Berlin 1905), das eine vielsagende Weisheit beinhaltet:

»In jedes Menschen Gesichte
steht seine Geschichte,
sein Hassen und Lieben
deutlich geschrieben,
sein innerstes Wesen,
es tritt hier ans Licht –
doch nicht jeder kann's lesen,
verstehen jeder nicht.«

Daraus läßt sich interpretieren, daß jeder Mensch ein Buch und daß sein Gesicht zugleich Titelblatt und Inhaltsangabe ist. Lassen wir diese Aussage im Raum stehen, und wenden wir uns der Hauptsache dieses Buches, der *Ismakogie* und ihren harmonischen Gesichtsübungen, zu.

# Grundlagen und Hintergründe der *Ismakogie*

Der Alltag vieler Menschen ist heute durch Streß und Hektik geprägt. Wir leben in Hast und Eile, wir unterliegen einem enormen Leistungsdruck und haben oft große Verantwortung zu tragen. Vielfach nehmen wir keine Rücksicht auf die Warnsignale unseres Körpers. Wir vergewaltigen ihn mit schlechter Ernährung und Fehlhaltungen, die mitunter zu Fehlbewegungen führen, was im übrigen auch für das Gesicht gilt – Fehlhaltungen und Fehlbewegungen, die oft unbeachtet bleiben.

***Ismakogie*** kann hier Abhilfe schaffen, ohne großartige Hilfsmittel oder technische Geräte. Sie stellt den Körper mit seinem eigenen funktionsgerechten Muskeleinsatz in den Mittelpunkt.
Diese Lehre wurde in jahrelangen, mühevollen Studien menschlicher Bewegungsabläufe von einer Wiener Kosmetikerin, Frau Prof. Anne Seidel, entwickelt. Sie setzte dabei verschiedene Wortgruppen aus ihren Beobachtungen zusammen, die schließlich den Begriff »***Ismakogie***« ergaben:

| | | |
|---|---|---|
| Physiologisch | **I** | deale |
| | **S** | chwingungsrhythmik |
| aller beeinflußbaren | **M** | uskeln |
| im | **A** | lltagsleben |
| nach erkennbaren | **K** | örpereigenen |
| | **O** | rdnungsgesetzen |
| | **G** | |
| | **I** | Endsilbe für Lehre |
| | **E** | |

Zusammengefaßt bedeutet dies: *Ideales* innerkörperliches, *schwingungs*rhythmisches, willentlich beeinflußbares *Muskel*training für das *Alltags*leben, um die *körpereigenen* Haltungs- und Bewegungsabläufe willentlich, muskulär harmonisch zu *ordnen*. Daraus ergibt sich ein innerkörperliches Gleichgewicht sowie Harmonie und Wohlbefinden. Denn Gesundheit kommt in erster Linie aus uns selbst und nicht von außen. Wir selbst müssen es wollen – es *tun,* und nicht bloß geschehen lassen.
Die physiologisch ideale Schwingungsrhythmik streicht heraus, daß bei natürlichen Bedingungen alle Dinge dieser Welt einer andauernden Schwingung unterliegen. Kornfelder oder Äste im Wind verdeutlichen diesen Vorgang optisch. Jeder von uns hat seine eigene, spezifische Schwingungsrhythmik, das heißt, der gesamte Organismus schwingt in sich (vgl. Pumpbewegung des Herzens, Aktion und Reaktion der Muskeln). Die harmonische Schwingung festigt das Körpergleichgewicht. Die Muskeln schwingen gleichmäßig und harmonisch über dem Bodenkontakt. Dies führt zur innerkörperlichen Ordnung und Standfestigkeit. Stehen wir aber z. B. oft und aus Gewohnheit auf einem Bein, so kommt die harmonische Ordnung aus dem Gleichgewicht (z. B. schiefe Beckenhaltung – schiefe Brustkorbhaltung – Verschiebung der Wirbelsäule). Der Körper entwickelt sich dann mitunter unterschiedlich. Eine Körperseite steht unter muskulärer Spannung (Standbein), die andere Körperseite beginnt mit der Zeit muskulär abzusinken. Dies wirkt sich bis in den Gesichtsbereich aus.
Die quergestreifte oder beeinflußbare Muskulatur unterliegt im Gegensatz zur glatten direkt unserem Willen. Befehle, die das Bewegungszentrum im Gehirn gibt, müssen ausgeführt werden. Folgt einer solchen Anordnung eine bestimmte Bewegung, so wird sie von den vorderen Zentralwindungen (Bewegungszentrum) im Gehirn über die Nerven, die durch die Wirbelsäule abwärts zu den einzelnen Muskeln führen, zu der ausführenden Muskelgruppe weitergeleitet, die sich dann in Bewegung setzt. Die Tätigkeit und das Fühlen wird über andere Nerven wieder über die Wirbelsäule zurück über aufsteigende Nerven an die hinteren Zentralwindungen im Ge-

hirn gemeldet. Die Nerven, die für unsere Gesichtsmuskulatur zuständig sind, heißen Gehirnnerven und laufen nicht durch die Wirbelsäule, sondern kommen durch Schädelöffnungen vom Hirnstamm in das Gesicht. Jeder Körperteil, der in den vorderen Zentralwindungen programmiert ist, hat seine Parallele in den hinteren Zentralwindungen, das heißt, jeder Tätigkeit ist ein Gefühl zugeordnet.

Jeder Muskel ist so angelegt, daß er eine ganz bestimmte oder mehrere Aufgaben erfüllen kann. Im Gegensatz zur glatten, ermüdet die quergestreifte Muskulatur mit zunehmender Belastung. Die *Ismakogie* vermittelt ein bewußtes Erleben, vor allem aber einen aufgabengerechten Einsatz der Muskeln. Dieses Bewußtsein war und ist immer in uns, es muß nur geweckt und bewußt gemacht werden. Denn mit zunehmendem Alter, fortschreitender Zivilisation und Technisierung sowie durch die eigene Bequemlichkeit verlieren wir mehr und mehr diese von Natur aus angeborene Fähigkeit.

Viele Muskeln werden völlig funktionsentfremdet eingesetzt oder überhaupt vernachlässigt. Wir nehmen Fehlhaltungen an, die sogenannte bequeme Haltung, aus denen dann Fehlbewegungen entstehen, sie sind die Ursache verschiedenster Beschwerden.

Technische Errungenschaften, wie Aufzüge, Rolltreppen oder die Fernbedienung des Fernsehers, erleichtern uns zwar das Leben, führen jedoch dazu, daß ein akuter Bewegungsmangel eintritt. Bequeme Haltungen mit überkreuzten Armen (Rundrücken) und Beinen (Venenstau) sowie einseitige Belastungen stören ebenfalls die natürliche Bewegungsfreiheit und schaden unserem Organismus. Die Muskulatur erschlafft, und man gibt der Schwerkraft ungehindert nach. Der Körper sinkt in sich zusammen, die Wirbelsäule bildet einen Rundrücken, der Kopf sinkt nach vorne, der Brustkorb drückt auf den Bauch, die Schultern fallen nach vor. Die inneren Organe werden zusammengedrückt und können in dieser Stellung nicht frei und ungehindert ihre Funktionen ausführen.

Haltungsschäden, Wirbelsäulenbeschwerden, Verkürzung von Sehnen und Muskeln oder Verspannungen im Schulter-, Nacken- und Rückenbereich sind unweigerliche Folgen, die uns oft schmerzhaft unsere Fehlhaltungen vor Augen führen.

Die Atmung, der Kreislauf, die Durchblutung und der Stoffwechsel werden empfindlich gestört. Fuß- und Gelenksleiden, Müdigkeit, Konzentrationsmangel und chronische Kopfschmerzen können ebenfalls unter anderem eine Folge körperlicher Fehlfunktionen sein.
Diese Probleme lassen natürlich auch unser Gesicht nicht unbeeinflußt. Schlaffe Haut, hängende Züge oder Faltenbildung sind uns allen bestens bekannt. Leider wird all das vielfach mit dem Begriff »Zivilisationsleiden« als unabdingbar abgetan.

Die ***Ismakogie*** sagt all diesen Zivilisationsbeschwerden erfolgreich den Kampf an. Durch das willentlich und bewußt langsame Ausführen und gedankliche Mitverfolgen der Muskelbewegungen lernt man wieder, die Körperhaltung muskulär zu ordnen und zu halten.
Zusätzlich erlebt man seinen Körper und seine Gesichtsmuskeln bewußt von innen heraus. Dadurch ergibt sich eine positive Lebenseinstellung und eine Steigerung des Selbstwertgefühls. Man fühlt sich einfach wohl und beginnt, eine positive Lebenseinstellung auszustrahlen. Besseres Aussehen, Wohlbefinden und Attraktivität sind die Folge.

Der große Vorteil dabei ist, daß diese Muskelübungen ständig und überall ausgeführt werden können, und zwar ohne großen Zeitaufwand. ***Ismakogie*** läßt sich mühelos und von der Umgebung völlig unbemerkt in den Alltagsablauf einbauen, ob im Haushalt, im Büro oder im Auto, beim Fernsehen oder vor dem Computer, im Theater, im Restaurant, auf Reisen, bei Konferenzen …
Die ***Ismakogie*** unterstützt auch die verschiedenen Schlankheits- oder Entschlackungskuren. Denn bei Diäten kann es vorkommen, daß einige Körperbereiche an Straffheit verlieren, z. B. der Busen oder die Wangen. Die Freude über den Gewichtsverlust wird dann durch solche unerwünschten Erscheinungen getrübt.

Gewichtsverlust kann zu Gesichtsverlust führen. Auch in diesem Bereich hilft die ***Ismakogie*** mit ihren Übungen, die das Gesicht muskulär aufbauen. Schlankheit wird dann von Attraktivität begleitet.

Der **Ismakogie** sind keine Grenzen gesetzt. Sie stellt keine Lehre dar, die, wie die wöchentliche Tennis- oder Gymnastikstunde, an eine gewisse Zeit oder eine Lokalität gebunden ist. Sie kann in *jeder Kleidung* ausgeführt werden. Man benötigt keine spezielle Turn- oder Trainingskleidung. Man übt in welcher Kleidung auch immer. Zu *jeder Tageszeit*, an jedem Ort. **Ismakogie** versteht sich auch als Lehre, die mit ihren gezielten Übungen stets den ganzen Körper anspricht. Denn die Muskelzüge erfassen, von den Füßen aufwärts, den gesamten Bewegungsapparat bis hinauf zum Gesicht.

Alle Übungen haben den Vorteil, daß das Gesicht in seiner natürlichen Ordnung bleibt und nur die Muskulatur aktiviert wird, ohne dabei das Gesicht zu verzerren. Die Haut und die Gesichtsmuskulatur werden besser durchblutet. Da ein aktiver Muskel besser ernährt und durchblutet wird, ist es möglich, daß er diese Durchblutung und Ernährung an die Gesichtshaut abgibt. Dadurch wirkt diese erfrischt. Eine positive, anhaltende Wirkung für Ihr Gesicht ist die Folge.
Achten Sie immer auf den Bodenkontakt, die richtige Körperhaltung sowie auf den Hals-Kinn-Winkel! Das Kinn und die Lippen weich halten! Vergessen Sie nie bei leicht geöffneten Lippen zu lächeln!

Die **Ismakogie** ist ein Fundament, worauf jeder einzelne aufbauen kann. Man sollte Sport betreiben und sein normales Leben weiterleben, doch hat man davon mehr, wenn man die Muskulatur in ihrem spezifischen Aufgabenbereich und in der natürlichen Haltung einsetzt.
Die **Ismakogie** ist keine neue Lehre. Sie basiert auf einer funktionsgerechten, anatomisch aufgebauten Muskelbewegung. Sie läßt Fehlhaltungen und Fehlbewegungen erkennen und bietet die Möglichkeit der Kontrolle und Korrektur zur willentlich muskulären Ordnung und Bewegung.

**Gut Ding braucht Weile!**

Das gilt auch für die *Ismakogie*. Am Anfang ist es sicher schwierig, sich in eine Übung heineinzudenken und die muskulären Züge sofort zu erkennen und zu spüren.

- Nehmen Sie sich Zeit zum Lesen.
- Nehmen Sie sich Zeit zum Üben.
- Nehmen Sie sich Zeit zum Erfühlen der Muskelzüge.
- Verlieren Sie nicht gleich den Mut, wenn eine Übung nicht sofort gelingt. »Gut Ding braucht Weile!«
- Daher: lesen Sie eine Übung öfters durch.
- Die Muskulatur braucht ihre Zeit, um sich in den verschiedenen Bewegungsabläufen zu festigen.
- Wiederholen Sie ein Übung öfters (ungefähr vier- bis sechsmal).
- Versuchen Sie, täglich zu üben.
- Bauen Sie die Übungen in Ihren Tagesablauf ein.
- Konzentrieren Sie sich, und denken Sie bewußt mit den Übungen mit.
- Begleiten Sie gedanklich die bewußt und willentlich geführten muskulären Züge.
- Bedenken Sie, nur durch mehrmalige und regelmäßige Wiederholung der Übungen stellt sich mit der Zeit der Erfolg zu einem besseren, jugendlicheren Aussehen ein.
- Die Wiederholungen bei den Übungen, wie »Bodenkontakt« oder »Aufrechte Haltung«, »Hals-Kinn-Winkel«, »Kinn und Lippen locker halten«, »Lippen leicht öffnen und lächeln« sind von großer Wichtigkeit und sollen sie immer an die Voraussetzungen zur richtigen Ausführung erinnern.
- Beginnen Sie die Übungen mit bewußt geöffneten Augen, einem interessiert strahlenden Blick, einem herzlichen Lächeln, mit viel Freude und mit positiver Einstellung.

Sie werden mit Harmonie, Attraktivität und einem besseren und jugendlicheren Aussehen belohnt.
- Legen Sie das Buch nicht achtlos beiseite. Geben Sie nicht gleich auf, sondern motivieren Sie sich immer wieder von Neuem.

**Wenn man etwas erreichen will, wird man es erreichen!**

- Das Buch ist so aufgebaut, daß es wie ein Bausteinsystem verwendet werden kann, es ist möglich, die jeweiligen Übungen der einzelnen Kapitel Schritt für Schritt durchzugehen. So werden Sie auch zum sichtbaren Erfolg kommen.
- Um Gesichtsmuskelübungen bewußt und richtig ausführen zu können, ist besonders auf die aufrechte Körper- und Halswirbelsäulenhaltung und auf den rechten Hals-Kinn-Winkel zu achten. Über den Bodenkontakt ist der Körper muskulär aufwärts zur Streckung zu führen und zu halten. Die Augen sind bewußt geöffnet, die Augenbrauen ruhig gehalten. Der Hals vorne, das Kinn und der Mundbereich sind weich, und die Lippen sind leicht geöffnet und lächeln.

# Die Körpergrundhaltungen

Die vier ismakogenen Körpergrundhaltungen, die eine unabdingbare Voraussetzung darstellen, Muskelzüge im Körper frei und ungehindert zu erleben, sind untrennbar mit dem richtigen Bodenkontakt verbunden:
- der Sesselsitz,
- der Bodensitz (eher als Übungshaltung),
- der Stand,
- die Rückenlage.

Besonderes Augenmerk ist dabei auf die Einhaltung von mehreren rechten Winkeln zu legen.
Beim Lernen sitzt man im Sesselsitz am vorderen Drittel der Sitzfläche (die Oberschenkel liegen nicht auf), um den Körper später frei und ohne Stütze zu halten. Dabei bilden sich vier rechte Winkel zwischen:
- Fuß und Unterschenkel (im Sprunggelenk),
- Unterschenkel und Oberschenkel (im Kniegelenk),
- Oberschenkel und Oberkörper (im Hüftgelenk),
- Hals und Kinn.

Mit zunehmender Übung wird sich über den bewußten Bodenkontakt aufwärts die Körperhaltung muskulär so festigen, daß Sie auf jeder Sitzgelegenheit aufrecht und gerade sitzen können.
Im Stand und in der Rückenlage bilden sich zwei rechte Winkel zwischen:
- Fuß und Unterschenkel,
- Hals und Kinn.

In allen vier Grundhaltungen zeigen die Fersen zueinander, die Vorderfüße und Knie sind leicht geöffnet.

**Der Bodenkontakt**

Die Voraussetzung für die richtigen Körpergrundhaltungen und somit für die Gesichtsmuskelübungen ist der richtige Bodenkontakt.
Wie bereits oben erwähnt, ist der richtige und gute Kontakt der Füße zum Boden eine Notwendigkeit, um die *Ismakogie*-Übungen richtig ausführen zu können. Dies bildet das Fundament, auf dem die Übungen aufgebaut werden. Dabei werden die Fußmuskeln aktiviert und der Fuß zur muskulären Ordnung geführt. In der *Ismakogie* heißt das »Bodenkontakt«.
Der bewußte, richtige Bodenkontakt der Füße führt über den ganzkörperlichen Muskelaufwärtszug zur Streckung.

Auf jeder Fußsohle haben wir drei Kontaktpunkte. Miteinander verbunden, ergeben diese ein Dreieck. Der Bodenkontakt verläuft vom Fersenbein hinten außen (erster Kontaktpunkt zum Boden) über den Fußaußenrand (Muskel-Kleinzehenstrecker) zum Kleinzehengrundgelenk (zweiter Kontaktpunkt zum Boden), weiters über das Quergewölbe des Ballens nach innen zum Großzehengrundgelenk (dritter Kontaktpunkt zum Boden) und über das Längsgewölbe zurück zur Ferse (**Abb. 1**).

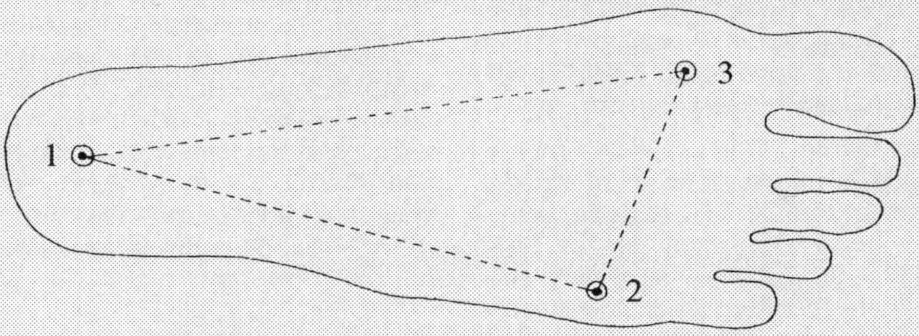


Abb. 1

Wenn die Bodenkontaktpunkte auf der Fußsohle öfters langsam und senkrecht in den Boden gedrückt und langsam gelöst werden, entsteht eine Pumpbewegung. Beim Druck des Bodenkontakts werden die aktivierten Muskeln zum Skelett hingeführt. Die Blut- und Lymphgefäße werden verengt. Beim Loslassen des Drucks entspannt sich der Muskel, und die Blut- und Lymphgefäße werden erweitert. Sie führen damit eine harmonische Pumpbewegung für Ihr Gefäßsystem aus. Durch das Bewußtwerden des Bodenkontakts und über den muskulären Aufwärtszug bis zur Festigung der geordneten, aufrechten Körperhaltung erlangen Sie ein optimales Sitzen und Stehen.

Die folgenden Bodenkontaktübungen sollen in der richtigen geordneten Sitzhaltung (die vier rechten Winkel einhalten) ausgeführt werden. Nur dann kann der Muskelaufwärtszug durch den Körper fließen. Die Lippen leicht öffnen und lächeln.

**Ü:** Beide Fersen (erste Kontaktpunkte zum Boden) langsam, bewußt und willentlich senkrecht in den Boden drücken und halten. Sie spüren einen muskulären Aufwärtszug: über die Achillessehnen – die Waden – Knie und Knickehlen – Oberschenkel – Leisten – Beckenboden und Gesäß (die Sitzknorren werden muskulär von der Sitzfläche gehoben). Fersenkontakt weiter verstärken und den Muskelzug willentlich weiter hinten aufwärtsführen, über das Becken, die Lendenwirbelsäule, die Brustwirbelsäule und die Halswirbelsäule. Der muskuläre Aufwärtszug sollte bis in den Nacken und über den Kopf in das Gesicht »Nase lang« und »Nacken lang« fließen.

**Ü:** Bei beiden Füßen die Fußaußenränder bis zum Kleinzehengelenk (zweite Kontaktpunkte zum Boden) langsam, bewußt und willentlich senkrecht in den Boden drücken – die Fußinnenränder nicht abheben – der Muskelzug fließt seitwärts über die Wade – Oberschenkel – über die seitliche Gesäß- und die Beckenmuskulatur hoch. Nun willentlich vom Becken die Bauchmuskeln hochführen. Der Brustkorb ist muskulär angehoben und die Schultern werden nach hinten und nach unten geführt. Der Muskelzug sollte seitwärts über den Hals in das Gesicht und weiter über die Ohren und Schläfen fließen, die dadurch gestrafft werden.

**Ü:** Die Zehen leicht vom Boden lösen. Drücken Sie im Ballen die Groß- und Kleinzehengrundgelenke (zweiter und dritter Kontaktpunkt zum Boden) beider Füße langsam, bewußt und willentlich senkrecht in den Boden. Der muskuläre Aufwärtszug fließt über Rist, Schienbein, Knie und Oberschenkel bis zur Leiste. Nun willentlich, langsam und bewußt vom Schambein die Bauchmuskeln hoch führen zum Brustkorb bis zum Brustbein. Dadurch wird der Brustkorb muskulär angehoben und gehalten. Nun führen Sie vom Brustbein unten den Muskelaufwärtszug nach links und rechts schräg hinauf bis zu den Schultern und über die Schultern nach außen. Im Rücken führen Sie die Schulterblattspitzen unten muskulär zueinander. Der Brustkorb vorne ist geweitet, und der Rücken ist muskulär schlank gehalten. Der Halshautmuskel (Platysma) ist muskulär gehalten und der Muskelzug fließt bis in das Gesicht hoch.

Eine **falsche Sitzhaltung** ohne Bodenkontakt wird mit der Zeit zu vielen Beschwerden führen. Das Sitzen mit überkreuzten oder unter dem Sessel verschlungenen Beinen behindert durch die starke Beugung im Kniegelenk die Blutzirkulation in den Beinen. Mangelnde Muskeltätigkeit in den Beinen und Füßen kann gerade bei stundenlangem Sitzen Schwellungen und Venenbeschwerden hervorrufen. Bei schlechter Sitzhaltung wird die Wirbelsäule nach vor gebogen, und es bildet sich ein Rundrücken (**Abb. 2**). Der Kopf beugt sich nach hinten und drückt als Last auf die Halswirbelsäule, die sich dabei wie das Kinn nach vorne schiebt. Der Halshautmuskel (Platysma) wird ebenfalls gedehnt (Doppelkinnbildung), und mit der Zeit unterliegen die Gesichtskonturen einem Abwärtszug. Auch die Nerven im Bereich der Halswirbelsäule werden eingeengt und können nicht frei austreten. Dies trifft auch auf die Brust- und Lendenwirbelsäule zu. Die Bandscheiben der Wirbelsäule sind dadurch einer großen Belastung ausgesetzt oder drücken gar auf einen Nerv.

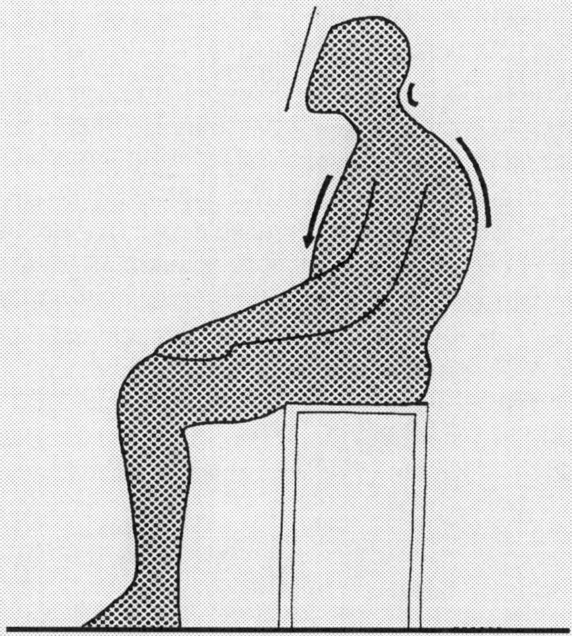

Abb. 2

Die Schultern sind nach vor gezogen, und zu allem Überfluß werden oft auch noch die Arme vor dem Brustkorb verschränkt. Das führt zu einem Absinken des Brustkorbs Richtung Becken und einer Einengung der Tätigkeit von Herz, Lunge und Atmung.
Die Bauch- und Beckenorgane können durch die Druckbelastung auch nicht frei und ungehindert arbeiten. Die Bauchmuskulatur, welche die Wirbelsäulenhaltung unterstützt und die Bauchorgane hält, unterliegt keiner Aktivität und verliert allmählich ihre Haltefunktion. Die Beckenbodenmuskulatur kann auf Dauer der Belastung von oben nicht standhalten und erschlafft. Dies kann unter anderem zu Blasen- und Gebärmuttersenkungen sowie zu Hämorrhoiden führen.
Bei schlechter Sitzhaltung werden auch die Gelenke unnatürlich belastet. Wenn der Brustkorb in Richtung Becken absinkt, senkt sich auch der Busen, und gleichzeitig ziehen die Gesichtsmuskeln (die Wangen) abwärts. Schlechte Körperhaltung – schlechte Kopfhaltung – schlaffe Gesichtsmuskeln!

**Die richtige Sitzhaltung**

Versuchen Sie nun, auf den Sitzknorren Ihres Gesäßes am vorderen Teil des Sessels, die vier rechten Winkel einhaltend, zu sitzen. Die Fersen bleiben geschlossen, die Vorderfüße weisen in V-Form leicht nach außen, und auch dic Knie sind in kleiner V-Form ein wenig geöffnet. Bei dieser Kniehaltung wird im Hüftgelenk der Oberschenkelkopf in der Gelenkspfanne muskulär richtig gehalten. Die Oberschenkel sollen nicht auf der Sitzfläche aufliegen, sondern frei gehalten werden. Die Muskulatur wird so besser durchblutet und aktiviert. Nun sollten auf der Fußsohle die drei Kontaktpunkte »Bodenkontakt« bewußt und willentlich in den Boden gedrückt werden. Der muskuläre Aufwärtszug fließt über die Unter- und Oberschenkel zum Becken hoch, und der Muskelaufwärtszug wird willentlich über die Lenden-, Brust- und Halswirbelsäule weitergeführt: die Wirbelsäule ist muskulär aufgerichtet.
Der Brustkorb soll muskulär über die Wirbelsäule und die Bauchmuskeln gehalten werden und nicht Richtung Becken absinken. Die Halswirbelsäule wird

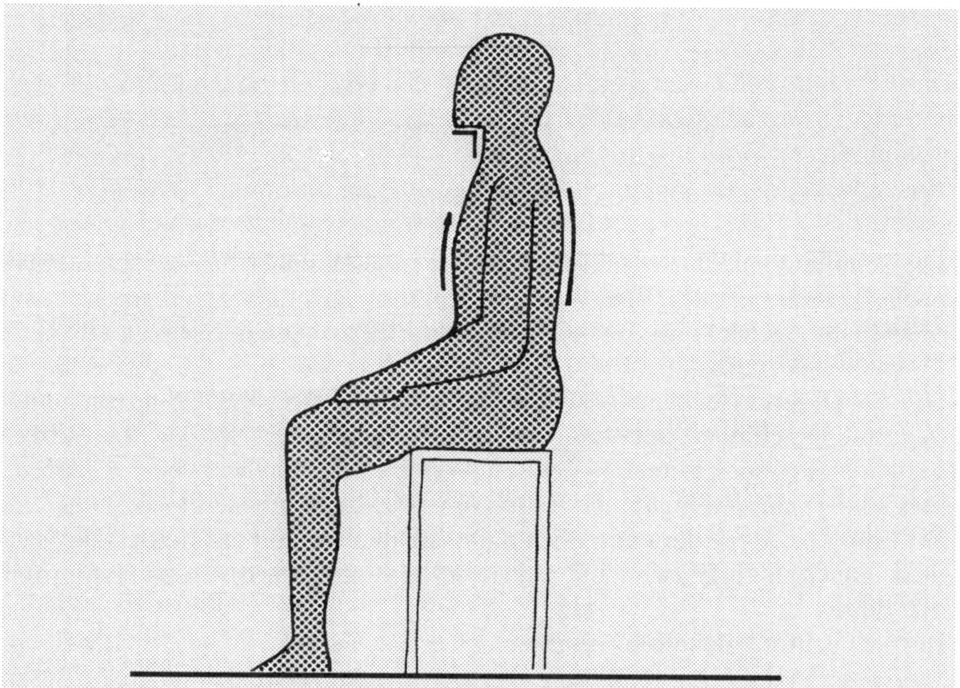

Abb. 3

sanft von hinten aus den Schultern aufgerichtet. Den Kopf nicht als Last in die Halswirbelsäule absinken lassen, sondern muskulär tragen und im harmonischen Gleichgewicht halten. Die Stirne zeigt senkrecht nach vorne. Nicht das Kinn nach vorne schieben, aber auch nicht zurückziehen; nicht nach vorne absinken lassen, sondern im Bereich Hals-Kinn auf den rechten Winkel achten. Der Brustkorb soll vorne geweitet und im Rücken muskulär schlank gehalten werden. Die Schultern werden nach hinten und nach unten geführt. Denken Sie am Rücken die Schulterblattspitzen in Richtung Wirbelsäule zueinander. Die Oberarme und Ellbogen nicht seitlich an den Brustkorb drücken, sondern etwas vom Körper entfernt halten, damit beim Ein- und Ausatmen der elastische Brustkorb (Rippen) in seiner Beweglichkeit nicht behindert wird. Die Hände liegen mit den Handrücken auf den Oberschenkeln (**Abb. 3**).

### Muskelbewegungen

Fassen wir noch einmal zusammen:
Befehl vom Gehirn an die Muskeln – Muskelbewegung

Das Bewegen, das Ordnen und das Fühlen der Muskeln beginnt im Kopf. Darunter ist zu verstehen, daß das Denken bei den Übungen nur auf das bewußte Ausführen der Muskelbewegungen gelenkt werden soll. Auch das Wollen der Muskelbewegungen kommt aus dem Gehirn. Das heißt, daß der Muskel dem Gesetz des Willens unterliegt. Die Gesichtsmuskeln werden im Gegensatz zu den übrigen Muskeln von Gehirnnerven gesteuert, die nicht über die Wirbelsäule, sondern vom Hirnstamm kommen.
Begleiten wir eine derartige Anordnung auf ihrem Weg durch den Körper: Der gedanklich willentliche Befehl (z. B.: »Ich will die Zehen heben«) führt zu dem bestimmten Bewegungsbereich (vordere Zentralwindungen) im Gehirn (Fuß – Zehen) und wird über den zuständigen Nerv (über die Wirbelsäule) zu den Muskeln weitergeleitet (Fuß und Zehen), die nun den Befehl ausführen, sich mit Energie laden und kontrahieren (die Zehen werden gehoben).
Es ist auch sehr wichtig, daß Sie die willentlichen Muskelbewegungen nicht nach der Ausführung beenden und vergessen. Sie sollen z. B. spüren: Wie hebe ich meine Zehen? Was spüre und fühle ich muskulär dabei? Könnte ich sie noch höher heben und strecken?
Auch das Beenden einer Übung bestimmen Sie willentlich. Das heißt, Sie begleiten die Muskelbewegungen gedanklich mit und fühlen das Beenden der Übung.

Versuchen Sie, jede Muskelbewegung langsam, genau und bewußt auszuführen; dadurch bekommt jede Muskeltätigkeit einen besonderen Wert und eine besondere Qualität. Es empfiehlt sich daher, beim Üben alle anderen Gedanken auszuschalten. Man benötigt sehr viel Konzentration, ausgelöst durch den Willen zur Motivation. Diese Erklärung ist deshalb von großer Wichtigkeit, da z. B. eine aufrechte Körperhaltung (Bodenkontakt!), die letztendlich von unserem Gehirn (unserem Willen) gesteuert wird, von einer absoluten Notwendigkeit für das richtige Ausführen der Gesichtsmuskelübungen ist. Die Kenntnis der vielen Muskelübungen und das Speichern in Ihrem Gehirn bedeutet für Sie, daß Sie für Ihre Umgebung unbemerkt und jederzeit viele Gesichtsmuskelübungen gedanklich, willentlich muskulär gelenkt ausführen können, und sie auch spüren. Bemerken wird man die Veränderung in Ihrem Gesicht – durch ein strahlendes, attraktives und gutes Aussehen.

**»Gedanklich, willentlich muskulär«**

Dieser Ausdruck wird uns in diesem Buch bei den Übungen ständig begleiten. Darunter ist zu verstehen, den Muskel gedanklich, willentlich in seiner Bewegung zu beeinflussen, und zwar mit konzentrierten, gedanklich, willentlich ausgeführten Muskelbewegungen, die nach außen kaum sichtbar sind. Gerade die langsamen, aber dennoch bewußt und konzentriert ausgeführten Übungen sind für den Muskelaufbau von großer Wichtigkeit. Sie beleben die Muskulatur intensiver als schnelle und abrupte Bewegungen.

**Muskuläres Lösen**

Wie oft hört man: »Ich bin so verspannt, wie kann ich das lösen?« Beim willentlich gedanklichen und sanften Lösen von Verspannungen gilt: man soll nicht muskulär festhalten, sondern sanft und langsam loslassen können. Die Lippen sind leicht geöffnet und lächeln. So lernt man sich zu entspannen und kann dem Leistungsdruck, auch Distreß genannt, zeitweise entkommen. Für seelische Spannungen läßt sich dies analog anwenden.

Nun versuchen Sie bewußt, die muskulär geführten Muskelzüge im Körper sowie speziell die im Gesicht langsam und sanft zu lösen. Lassen Sie die muskuläre Kraft ganz langsam sanft von oben nach unten los. Stellen Sie sich beim langsamen Lösen vor, wie das warme Wasser beim Duschen angenehm von oben herabfließt. Lassen Sie die verstärkten Muskelzüge sanft und langsam los, bis Ihr Gesicht ein angenehmes, gelöstes, freies Gefühl bekommt und doch geordnet gehalten ist. Das Gesicht sollte sich beim Entspannen »lösen«, nicht absinken und in »Unordnung« kommen; das Schlaffwerden bedeutet »*Gesichtsverlust*«. Es sollte vielmehr geordnet bleiben und muskulär gehalten sein.

Denken Sie nach Beendigung einer muskulären Übung immer an das langsame Loslassen oder Lösen, das ist ein Muskelspiel, eine Schwingung zwischen Beugen und Strecken – Aktivieren und Lösen. Üben Sie nach dem muskulären, langsamen Lösen immer wieder von neuem. Dadurch wird die Muskulatur gekräftigt und aktiver. Ein aktiver Muskel neigt nicht zu Schlaffheit und ist Stütze unter der Haut.

## Das herzliche Lächeln – eine absolute Notwendigkeit

Das Lächeln soll bei allen Übungen, wie auch im täglichen Leben, besonders beachtet, gepflegt und so oft wie möglich ausgeführt werden.

Stellen Sie sich öfters vor den Spiegel. Betrachten Sie dabei aufmerksam, genau und kritisch Ihre Halswirbelsäule, Ihre Kopfhaltung und besonders Ihr Gesicht. Beobachten Sie, wie Sie Ihr Gesicht durch negative Stimmungen und Gefühle muskulär beeinflussen und es sehr oft in dieser Haltung durch den Alltag tragen. Durch schlechte Laune, depressive Stimmung, Leid, Ärger, Konzentration usw. verändert sich der Gesichtsausdruck (Mimik). Die mimische Muskulatur verschiebt sich in die Richtung Ihrer momentanen Empfindung.

Denken Sie sich bewußt in eine dieser Stimmungen hinein und prüfen Sie kritisch Ihr Gesicht – der Ausdruck verändert sich; durch die oftmalige gewohnheitsmäßige muskuläre Verschiebung unter der Haut bilden sich mit der Zeit Falten. Meistens sind dabei auch die Lippen fest geschlossen, wodurch die Mundwinkel abwärts gezogen werden. Die Nasolabialfalte, die von der Nase in Richtung Mundwinkel verläuft, wird zum Kinn hin verlängert. Mit der Zeit ziehen sich auch die äußeren Augenwinkel über die muskuläre Verbindung Mund-

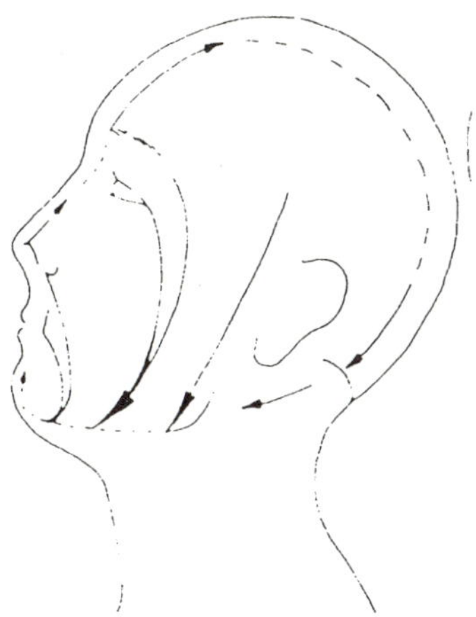

Abb. 4

Jochbeinmuskel-Augenringmuskel abwärts. Wenn das Gesicht nicht muskulär gehalten und geordnet wird, ist auch meist die Halswirbelsäule, die Kopf- und die Körperhaltung nicht geordnet. Die Muskulatur tendiert zur Beugung und zieht hinunter. *Mundwinkel hängen abwärts – Augenwinkel hängen abwärts*. Die Gesichtsmuskeln beginnen seitwärts in Richtung Unterkiefer abzusinken. Es bilden sich Hängewangen. Die Gesichtsform (Konturen) geht verloren (**Abb. 4**).

Beobachten Sie in einem Spiegel, wie bei einer aufrecht gehaltenen Körperhaltung, richtiger Haltung der Halswirbelsäule und des Kopfes, einem Lächeln eine lebensbejahende Einstellung entsteht, wie durch die bewußt gedanklich willentliche muskuläre Beeinflussung Ihr Gesicht muskulär gestrafft wird und sich positiv verändert.

Probieren Sie, den Bodenkontakt einzuhalten. Richten Sie die Körperhaltung und die Halswirbelsäule muskulär auf. Auf den Hals-Kinn-Winkel achten. Denken Sie bewußt an etwas sehr Schönes. Freuen Sie sich darüber, und bringen Sie sich so in eine angenehme und positive Stimmung.
Sie schauen mit bewußt groß geöffneten Augen und strahlendem Blick in den Spiegel, glätten gedanklich, willentlich muskulär die Stirne, öffnen die Lippen und lächeln. Kein gekünsteltes Lächeln, sondern ein aus dem Herzen kommendes »herzliches« Lächeln. Freuen Sie sich an den für Sie neuen Muskelbewegungen und Übungen für Ihr Gesicht. Denken Sie immer noch an etwas sehr Schönes, am besten an die Natur, an einen schönen Baum, eine Blume, eine Wiese usw. und freuen Sie sich darüber. Mit bewußt groß geöffneten Augen und einem Lächeln strahlen Sie mit Freude Ihr Spiegelbild an. Versuchen Sie, willentlich, bewußt noch mehr mit Ihren Augen zu lächeln und zu strahlen. Nun stellen Sie sich noch vor, Sie hören eine für Sie angenehme Musik oder Vogelgezwitscher. Vergessen Sie dabei nicht zu lächeln! Ihr ganzes Gesicht beginnt zu strahlen und kommt in Harmonie – die Augen, der Mund, die Ohren. Beobachten Sie die vorteilhafte, muskuläre Veränderung Ihres Gesichts im Spiegel. Freuen Sie sich über Ihr eigenes Gesicht. Sie haben nur dieses eine. Seien Sie lieb zu Ihrem Gesicht. Was man liebt, um das bemüht man sich, das beachtet, pflegt und verschönert man gern.

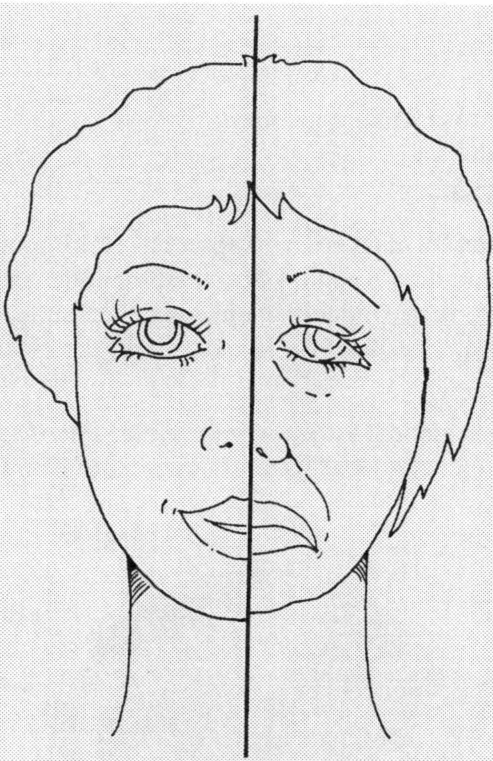

Abb. 5

Decken Sie die jeweilige Gesichtshälfte ab und entscheiden Sie dann, wie Sie aussehen möchten.

Ihr ganzes Gesicht strahlt und ist muskulär gestrafft. Sie sehen viel hübscher aus, wirken um Jahre jünger und fühlen sich auch wohler.
Nur Sie allein beherrschen Ihre Muskeln! Sie allein bestimmen Ihr Aussehen! Sie können ein muskelerschlafftes und faltenverformtes Gesicht bekommen oder sich wieder ein muskulär gestrafftes, strahlendes, jugendlich wirkendes Gesicht erarbeiten (**Abb. 5**). Dieses muskuläre Strahlen erfaßt auch muskulär aufbauend Ihre Körperhaltung. Die Muskeln tendieren zur Streckung. Ein angenehmes körperliches und seelisches Wohlbefinden stellt sich ein.

# Der Schädel

Der Schädel wird in zwei Teile gegliedert:
- in den Gehirnschädel und
- in den Gesichtsschädel.

Der Gehirnschädel umfaßt als Knochenkapsel das Gehirn und dient diesem als Schutz. Durch verschiedene Kanäle können Blutgefäße und Nerven ein- und austreten. An der Unterseite findet man eine ovale Öffnung, das Hinterhauptsloch, durch welches das verlängerte Rückenmark, die Nerven und die Blutgefäße verlaufen.

Der Gesichtsschädel bildet die knöcherne Grundlage des Gesichts. In ihm finden Augen, Mund, Ober- und Unterkiefer sowie Zähne und Nase ihren Platz.

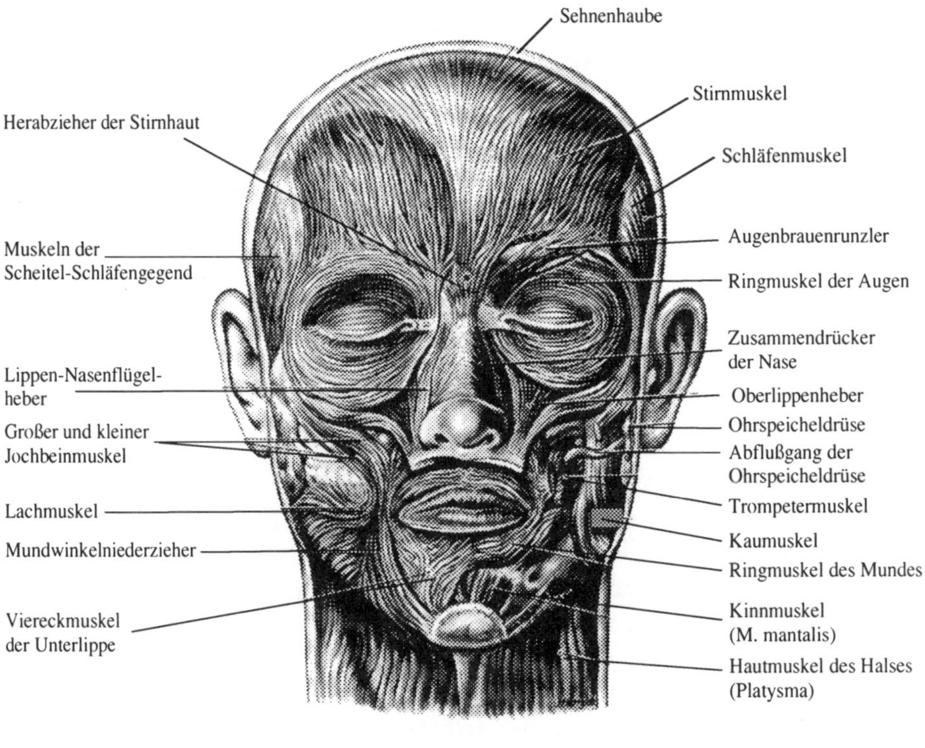


Abb. 6

Beim Sprechen oder Kauen bewegt sich ausschließlich der Unterkiefer. Die Bewegungen des Kopfes erfolgen zum Teil im Gelenk zwischen Hinterhauptsbein und den obersten beiden Halswirbeln, vor allem aber durch die besondere Beweglichkeit der Halswirbelsäule.
Die meisten Muskeln liegen im vorderen Bereich und machen den speziellen Gesichtsausdruck (Mimik) aus. Die oberste Schicht der Gesichtsmuskulatur wird deshalb »mimische Muskulatur« genannt. Viele dieser Muskeln überbrücken keine Gelenke und ziehen sich nicht von Knochen zu Knochen, sondern strahlen vielfach direkt in die Haut aus.
Durch ihre Bewegungen spiegeln sie Erregungen unseres Nervensystems (Gefühle, Stimmungen) wider. Sie werden dadurch zu einem der wichtigsten Ausdrucksmittel. Viele Bewegungen aber laufen oft unbewußt ab, wie etwa das Stirnrunzeln oder das Nasenrümpfen. Dadurch kann es aber im Laufe der Jahre zu Faltenbildungen kommen (**Abb. 6 und 7**).

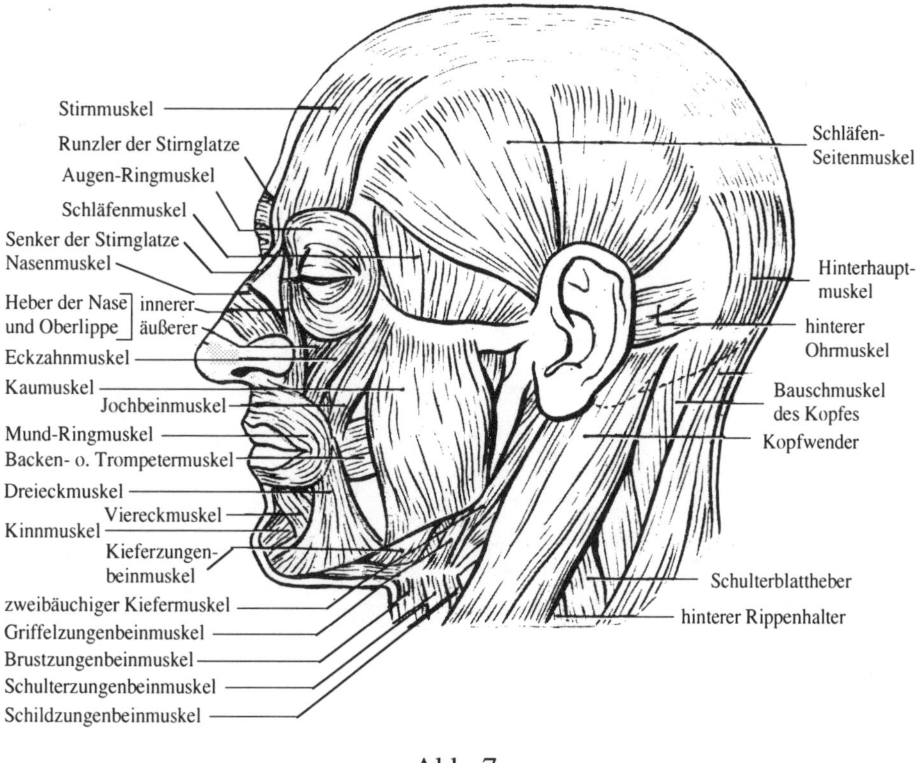


Abb. 7

## Halswirbelsäule und Kopfhaltung

Die Halswirbelsäule besteht aus sieben Wirbeln und trägt den Kopf. Sie wird aufrecht muskulär und gerade gehalten. Der Kopf soll nicht als Last auf der Halswirbelsäule, sondern in harmonischem Gleichgewicht getragen werden. In einer schlechten, zusammengesunkenen Sitzhaltung wie auch beim Stehen ist der Kopf belastend nach hinten abgesunken. Das Kinn wird dabei nach vorne geschoben und angehoben. Die Gesichtsmuskulatur sinkt bei dieser Haltung in Richtung Kinn ab (Hängewangen), und die Gesichtskonturen erschlaffen. Der Halshautmuskel (Platysma) wird vorne ausgedehnt, die Halswirbelsäule hinten zusammengedrückt und gekrümmt. Lassen Sie den Kopf nicht nach hinten oder nach einer Seite hin absinken. Alle diese Gewohnheitshaltungen werden mit der Zeit zu Fehlhaltungen. Bei schlechter Hals- und Kopfhaltung werden die Bandscheiben belastet, die Nerven für Kopf, Arme und Schultern können nicht frei und ungehindert aus der Wirbelsäule austreten. All dies kann Kopfschmerzen und Verspannungen im Nacken, in den Schultern und in den Armen auslösen. Und dies zeigt sich wiederum im Gesicht.
Die Übungen mit der Halswirbelsäule sind aufbauend, belebend und muskelstärkend. Denken Sie so oft wie möglich daran, die Halswirbelsäule zu ordnen und langsam, sanft muskulär von hinten (die Muskeln, welche die Wirbelsäule strecken und aufrichten, verlaufen entlang des Rückens) und nie von vorne in die Streckung zu führen, da sonst vorne im Hals der Halshautmuskel (Platysma) überdehnt wird (Doppelkinnbildung). Die Halswirbelsäule aber auch nicht überstrecken!

## Der Hals-Kinn-Winkel

Da dieser sehr wichtig ist, wollen wir uns folgendes nochmals in Erinnerung rufen:
Bevor Sie mit dem Üben beginnen, denken Sie immer an die richtige Hals- und Kopfhaltung (**Abb. 8**). Die Haltung der Halswirbelsäule ist ausschlaggebend für die Haltung des Kopfes. Und die Haltung des Kopfes beeinflußt die Gesichtsmuskelaktivität. Bei einer muskulär aufrecht gehal-

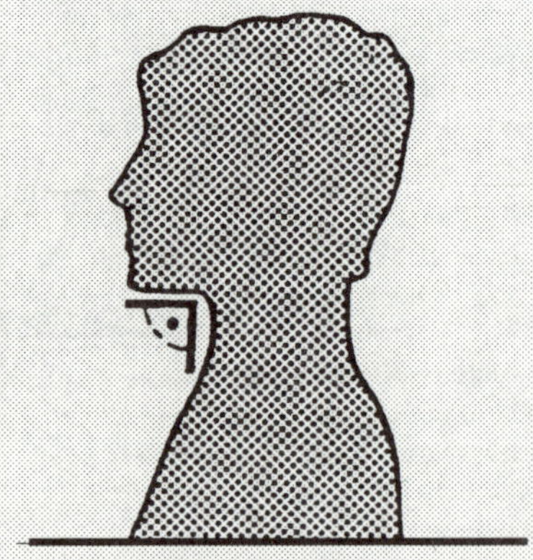

Abb. 8

tenen Halswirbelsäule ist auch der Kopf in einem harmonischen Gleichgewicht gehalten.
Denken Sie so oft wie möglich daran, die Halswirbelsäule zu ordnen und sanft von hinten, nie von vorne, in die Streckung zu führen. Der Halshautmuskel (Platysma) soll nicht ausgedehnt oder angespannt werden. Die Halsvorderseite soll immer locker und weich gehalten sein. Die Halswirbelsäule aber nicht überstrecken. Bitte im Sitzen nicht vergessen: vier rechte Winkel, Fersenschluß und Bodenkontakt einnehmen. Über Bodenkontakt langsam den Muskelaufwärtszug zur aufrechten Wirbelsäulen- und Körperhaltung führen. Brustkorb weiten, Schultern nach außen und nach hinten führen, die Schulterblattspitzen weisen unten muskulär zueinander. Den Bodenkontakt verstärken, langsam die Wirbelsäule muskulär aufrichten. Aus dem Schultergürtel werden von hinten die sieben Halswirbel der Reihe nach, Wirbel für Wirbel, senkrecht sanft nach oben gezogen – zum »langen Nacken«. Die Stirn zeigt senkrecht und gerade nach vorne, das Kinn nicht nach vorne schieben. Dies ist eine Kopfhaltung, als würden Sie eine unsichtbare Krone tragen – eine »königliche Haltung«. Wenn die Halswirbelsäule lang gestreckt ist, wird der Kopf und das Gesicht muskulär gehalten. Das Kinn (Muskel Mentalis) nicht anspannen, sondern muskulär, locker und weich halten. Auch die Lippen werden weich gehalten, sie sind leicht geöffnet und lächeln. Dadurch können die Gesichtsmuskulatur (Wangen) und die Konturen muskulär aufwärts gestrafft und gehalten werden (**Abb. 9**). Zwischendurch sanft den Muskelzug in der Halswirbelsäule lösen, dabei aber nicht die Halswirbelsäule zusammensinken lassen. Wenn dieses sanfte Strecken und Lösen der Halswirbelsäule langsam wiederholt ausgeführt wird, entsteht eine langsame Nickbewegung wie beim »Ja-ja«-Nicken. So wird die Halswirbelsäule nicht starr gehalten, sondern in einer sanften Schwingung bewegt.

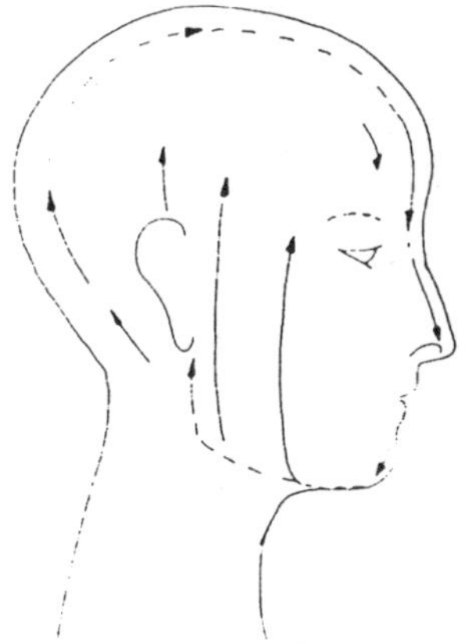

Abb. 9

*Der Nacken und der Schulterbereich sollten muskulär geordnet, aber nicht verspannt, sondern gelöst gehalten sein.*

Das Gesicht, die Schädelhaube, der ganze Kopf wird entspannt und ruhig, aber doch beweglich auf der muskulär

aufrecht geordneten Halswirbelsäule gehalten. Auch auf den Hals-Kinn-Winkel achten.
Beobachten Sie, ob Sie nicht aus Gewohnheit während der Konzentration oder beim Üben oft nach unten oder zu Boden schauen. Widerstehen Sie der Gewohnheit, den Blick nach unten schweifen zu lassen. Bei gesenktem Blick tendiert der Kopf und auch die Gesichtsmuskulatur nach unten. Sie können auch spüren, wie sich die Halswirbelsäule und der Kopf mit dem Blick nach unten leicht nach unten mitbeugt. Der Hals und das Kinn sind nicht mehr im rechten Winkel gehalten. Dadurch wird die Halswirbelsäule belastet. Schauen Sie dann aber geradeaus, stellt sich die Halswirbelsäule wieder gerade, und der Kopf wird in den rechten Winkel zurückgeführt.

Denken Sie immer daran, mit bewußt geöffneten Augen geradeaus zu schauen. Der Kopf wird über die muskulär gestreckte Halswirbelsäule aufrecht, gerade und anmutig getragen. Die Halswirblsäule wird entlastet, und die Gesichtskonturen sind muskulär gehalten. Ob Sie sitzen, stehen oder gehen, Sie sollten sich eine unsichtbare »Krone« auf Ihrem Kopf vorstellen. Damit nehmen Sie automatisch eine königliche Haltung ein. Lippen leicht öffnen und lächeln. An nichts oder etwas Schönes denken.

**Denken Sie bei allen Übungen immer daran:**

- Versuchen und lernen Sie, Ihr Gesicht völlig zu entspannen, ruhig zu halten und zu lächeln.
- Beißen Sie nicht die Zähne zusammen. spannen Sie den Kinnmuskel (Mentalis) nicht an, sondern lassen Sie ihn los. Das Kinn weich halten. Lassen Sie den Unterkiefer nicht hängen, sondern halten Sie den Unterkiefer muskulär.
- Pressen Sie die Lippen nicht zusammen. Öffnen Sie leicht den Mund. Die Lippen weich und locker halten. Lächeln Sie!
- Lassen Sie die Augenlider nicht über die Pupillen nach unten hängen, wie z. B. beim langweiligen Blick. Halten Sie die Augen bei den Übungen bewußt geöffnet und schauen Sie mit aufmerksamem Blick geradeaus, so als würden Sie etwas Schönes vor sich sehen.
- Die Augenbrauen nicht zusammenziehen (z. B. bei Konzentration) und nicht nach oben heben, sondern ganz ruhig halten.
- Die Stirne nach oben und zu den Seiten hin entspannt und ruhig halten, so als würden Sie die Stirne glätten.

- Auch die Ohren und die Muskeln um die Ohren nicht verspannen, sondern ruhig halten, so als würden Sie etwas Angenehmes bewußt hören.
- Lassen Sie Ihren Atem bewußt und langsam durch die Nase einfließen und atmen Sie ruhig und langsam wieder aus. Öfters ruhig und bewußt die Atemübungen langsam wiederholen. Sie sollen sich entspannen, ruhig werden, sich wohl fühlen und lächeln.
- Sie fühlen sich wohl, lächeln und sind nun zum Üben bereit!
- Beobachten Sie, wie eine muskulär aufrechte Körperhaltung, der rechte Winkel im Hals-Kinn-Bereich und der bewußt interessierte und aufmerksame Blick Ihrer Augen die Muskulatur Ihres Gesichts und Körpers positiv beeinflussen.

# Die Augen

Das Auge ist eines der komplexesten und kompliziertesten Organe unseres Körpers, und eine Erläuterung seines Aufbaus würde den Rahmen dieses Buches sprengen. Gehen wir aber auf die Muskulatur in diesem Bereich ein.
Der Augapfel liegt in einem Polster aus Fettgewebe in der Augenhöhle. Sechs kleine Muskeln drehen den Augapfel, ein siebenter hebt das Augenlid, das als Schutz dient und für die Verteilung der Augenflüssigkeit sorgt. Obwohl der Augenringmuskel in der anatomischen Literatur oft der mimischen Muskulatur zugeordnet wird, wollen wir ihn aber bei den Augen erwähnen, da er der Verteilung der Tränenflüssigkeit auf dem Augapfel dient und durch das Zusammenkneifen der Lider Schutz gewährt. Seine Muskelfasern reichen teilweise sogar bis in die Stirne. Darunter liegt der Augenbrauenrunzler und zieht vom inneren Augenhöhlenrand schräg aufwärts zur Haut der Augenbrauenmitte (**Abb. 10 bis 12**).

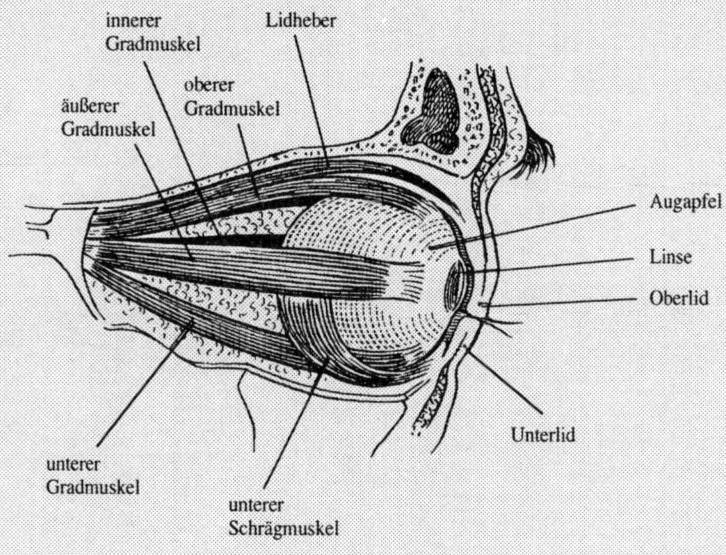


Abb. 10

Es gibt wohl kaum einen Körperteil, der unsere Stimmungen und Gefühle besser zum Ausdruck bringen kann als das menschliche Auge. Da die Reaktion unserer Pupillen kaum kontrollierbar ist, liegen für unser Gegenüber Glück und Freude, aber auch Schmerz oder Trauer offen da.
Wir reagieren ständig auf Reize unserer Umwelt, sei es auf Bilder, Worte oder andere Aktionen. Unsere Augen bleiben aber zugleich ein Maßstab für unser Innenleben. Selbst Krankheiten sind an den Augen ablesbar. Die Irisdiagnose ist in diesem Zusammenhang erwähnenswert. Nicht ohne Grund sind daher die Augen die beherrschenden Sinnesorgane und sitzen hoch oben im Körper. Wir betrachten alles sozusagen von oben, woraus sich Begriffe wie Weitblick, Weltanschauung oder Weltblick ableiten lassen.
Betrachten wir nun unsere Augen und ihre Aussagekraft etwas näher. Mit den Augen nehmen wir Kontakt zu unserer Umgebung auf und lassen die Eindrükke unserer Umwelt in unseren Körper einfließen. Mit den Augen kann man Menschen positiv und negativ beeinflussen. Ausdrücke, wie »Keines Blickes würdigen«, »Mit einem Blick durchbohren« oder »Zärtliche Blicke zuwerfen« sind kein Zufall, sondern unterstreichen diese Feststellung.

Der Augenlidheber

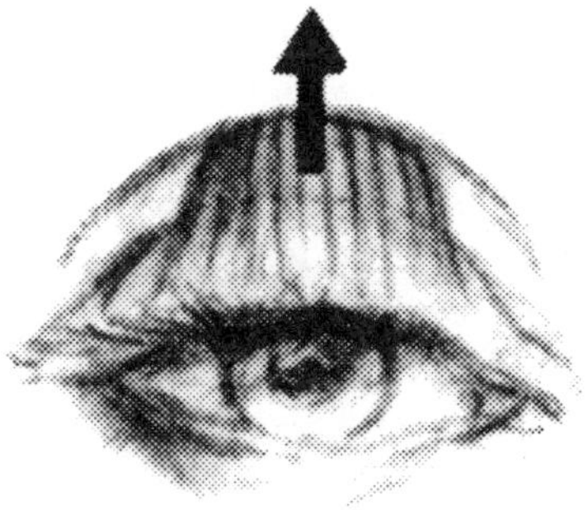

Abb. 11

Der Augenringmuskel

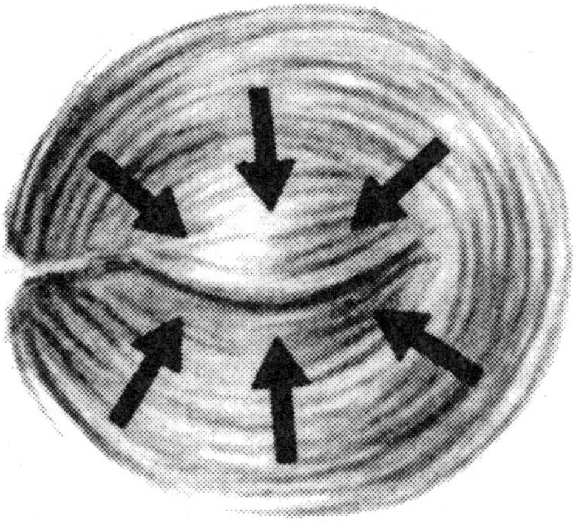

Abb. 12

Durch die verschiedensten, zivilisationsbedingten Einflüsse der Umwelt, wie Fernsehen, Computer, enge Häuserschluchten, Büroräume, werden unseren Augen immer wieder Grenzen gesetzt. Wir verlieren vielfach die Fähigkeit, unsere Augen in die Ferne oder in die Weite, nach links oder nach rechts schweifen zu lassen. Die Muskulatur unserer Augen erschlafft, da wir sie nicht mehr richtig einsetzen. Wir verlieren den Glanz unserer Augen, und unser Blick signalisiert oft Leere, Langeweile und Interesselosigkeit. Freude ist meist nur von kurzer Dauer, denn der Körper lebt nicht mit. Nach einem kurzen Aufblinken alten Glanzes gleiten wir wieder in unseren grauen Alltag.
Aus der Beobachtung an unseren Kindern erkennen wir, daß dieses Phänomen typisch für unsere heutige Gesellschaft ist. Kennen wir nicht alle den Blick der Freude in großen Kinderaugen? Sind es nicht unsere Kleinen, die ständig nach allen Seiten Ausschau halten? Ihre Augen sind voll Leben, Interesse, Neugierde und Glanz. Sie drücken mit den Augen Erstaunen und Verwunderung genauso aus wie Angst oder Schmerz. Das ist zusätzlich ein Auslöser, der bei uns Erwachsenen bestimmte Reaktionen hervorruft. Leider verlieren wir auf unserem Lebensweg mehr und mehr diese Fähigkeit der Kinder, die Augen derart bewußt einzusetzen. Die *Ismakogie* soll uns dabei helfen, diese Veranlagung wieder zu wecken bzw. erneut die Augenmuskeln bewußt zu trainieren und zu stärken.

Der heutige Mensch hat vielfach die Tendenz, alles hängen zu lassen. Das gilt auch für unsere Augen. Wir senken den Blick, und unsere Lider werden oft schwer. Anhand von Fotos läßt sich das gut veranschaulichen. Beim Vergleich von Fotos von ein und derselben Person, einmal sehr jung und einmal älter, werden wir feststellen, daß uns die Augen im Alter oft kleiner vorkommen. Dieser Eindruck rührt daher, daß der Augenringmuskel ermüdet und erschlafft und die Lider über die Augen hängen. Die Augen sind nicht kleiner geworden. Wie oft schleppen wir uns in der Früh verschlafen in das Badezimmer! Wir stehen mit kleinen Augen und müdem Blick vor dem Spiegel und könnten ernüchternd zu uns sagen: »Ich kenne dich nicht, aber ich wasche dich trotzdem.«
Fest steht, der Tag nimmt so und so seinen Lauf, egal, ob wir ihm Freude entgegenbringen oder uns das Leben schwer machen. Warum also sehen Sie sich nicht morgens mit strahlenden Augen an, lächeln herzlich und sagen: »Heute ist für mich ein schöner, positiver Tag! Ich bin fröhlich, fühle mich glücklich und freue mich!« Anfänglich kommt Ihnen das vielleicht komisch vor, aber es erleichtert Ihnen die positive Einstellung, indem Sie eine negative gar nicht aufkommen lassen.

Es scheint ein menschlicher Zug zu sein, sich nur gepflegt sehen zu wollen. Man akzeptiert sich erst, wenn man gewaschen und geschminkt bzw. rasiert ist. Und das kann die Antriebsfeder sein, etwas für uns und speziell für das Gesicht zu tun. Denn es nützt die beste Kosmetik nichts, wenn die Muskeln unter der Gesichtshaut schlaff und inaktiv sind. Die teuerste Schminke hat keinen Sinn, wenn die Augen glanzlos, leer und interesselos in die Welt schauen.

Der Pflege der Augen, der umliegenden Haut und der Muskulatur kommt große Bedeutung zu, weil sie ständigen Belastungen unterliegen. Vor Helligkeit und Sonne können wir uns mit Sonnenbrillen schützen. Schlechte Beleuchtung beim Lesen oder Arbeiten steigert die Beanspruchung. Ständige Bildschirmarbeit oder häufigs Fernsehen lassen unsere Augen ermüden. Abhilfe schafft ein Spaziergang im Grünen oder, wenn so etwas nicht möglich ist, ein langer und bewußter Blick in die Ferne. Falsch ist es, die Augen zu reiben. Dadurch werden die Augenlider gedehnt und die Haut um die Augen verschoben. Man tut seinen Augen auch nichts Gutes, wenn man aus Eitelkeit auf eine Brille verzichtet. Dieser falsche Stolz kann den Augen großen Schaden zufügen, weil sie überbeansprucht werden und die Muskulatur falsch eingesetzt wird. Der Augenfehler wird dadurch nur noch größer. Und immerhin gibt es heutzutage schon unzählige Brillenversionen, die zu jedem Gesichtstyp passen.

Die Haut um die Augen trocknet stärker aus als die anderer Gesichtsbereiche. Unzählige kleine Fältchen sind die Folge. Die Pflege von außen ist daher unerläßlich und von großer Wichtigkeit. Die ***Ismakogie*** hilft darüber hinaus, die Muskulatur von innen her zu aktivieren und fördert dadurch die Durchblutung, wodurch die Haut belebt wird. Schminke kann gewisse Effekte erzielen. Doch hängende Lider und eine müde Muskulatur kann sie nicht verdecken. Hier bietet die ***Ismakogie*** die ideale Ergänzung zur Kosmetik.

Die ***Ismakogie*** gibt uns mit vielen Übungen die Möglichkeit, unsere Gesichtsmuskeln aufzubauen und zu stärken. Durch die folgenden Übungen können Sie Ihre Augenmuskulatur wieder aktivieren, beleben und erfrischen. Das bewußte Üben des in die Nähe und in die Ferne Sehens, sowie das Weitsehen und der Panoramablick (Weitwinkelblick) erweitern auch den Horizont. Ihr Blickfeld wird größer, und vielleicht erkennen Sie Dinge, die Sie vorher übersehen haben. Das kann Ihnen in verschiedensten Lebenssituationen von großem Vorteil sein, sei es z. B. bei Verkaufsgesprächen, in Konferenzen oder einfach durch ein strahlendes Aussehen im täglichen Leben.

*Gerade Augenübungen lassen sich spielend in den Tagesablauf einbauen, da eigentlich immer und überall etwas für die Augen getan werden kann.*

Schon am Morgen lassen sich im Bad Augenübungen durchführen, ebenso im Auto oder in anderen Verkehrsmitteln sowie zur Entlastung der ermüdenden Augen bei der Arbeit vor Computerbildschirmen.
Die mit Hilfe der *Ismakogie* aktivierte und gestraffte Muskulatur kommt speziell im Augenbereich der Faltenbekämpfung zugute. Man sollte die Augen bewußt muskulär öffnen, mit interessiertem, aufmerksamem und freudigem Blick durchs Leben gehen und auf ein strahlendes Aussehen Wert legen.

Die Übungen mit den Augen und den Augenmuskeln wirken dem Erschlaffen der Muskeln der Augenpartie und der Faltenbildung entgegen. Der muskuläre Bereich um die Augen wird durch das bewußte Üben aktiviert und gestrafft. Ihre Augen wirken größer, Ihr Blick wird strahlender und Ihr Aussehen jugendlicher. Daher: üben, üben, üben!
Bei den Augenübungen sollte auf die aufrechte, muskulär geordnete Körper- und Halswirbelsäulenhaltung und auf den Hals-Kinn-Winkel geachtet werden. Die Lippen sind leicht geöffnet und lächeln. Lernen Sie, auch im Gesicht den Unterschied zwischen einem muskulär ungeordneten, verkrampft gehaltenen und einem muskulär harmonisch geordneten, strahlenden Gesichtsausdruck zu erkennen. Sie können das mit folgenden Übungen selbst testen:

**Ü:** Schauen Sie auf einen Gegenstand, der sich in Augenhöhe vor Ihnen befindet. Bei einer schlechten, zusammengesunkenen Sitzhaltung schiebt sich das Kinn nach vorne und hebt sich an. Der Kopf sinkt hinten verbelastet in die Halswirbelsäule ab, die nicht mehr muskulär geordnet und aufrecht gehalten ist. Der ganze Körper sinkt in sich zusammen. In dieser nach vorne angehobenen Kopfhaltung können die oberen Augenlider nicht so bewußt muskulär geöffnet gehalten werden. Die Pupillen werden von oben herab von den Augenlidern etwas verdeckt. Dadurch wirken die Augen kleiner, und die Muskeln um die Augen erschlaffen immer mehr.

Das gleiche trifft auch zu beim lässigen, schlampigen oder schiefen Stehen, bei dem nur ein Bein belastet ist.

**Ü:** Über den Bodenkontakt die Körperhaltung und die Halswirbelsäule muskulär aufrecht halten und auf den Hals-Kinn-Winkel achten. Die Lippen sind leicht geöffnet. Suchen Sie sich geradeaus in Augenhöhe mit groß geöffneten Augen einen Gegenstand und beobachten Sie diesen konzentriert mit großem Interesse und voll Freude. Sie strahlen mit Ihren bewußt groß geöffneten Augen diesen Gegenstand interessiert und aufmerksam an. Die Lippen sind geöffnet und lächeln. Beobachten und spüren Sie, wie von den bewußt strahlenden Augen aus die muskulär straffende Aktivität in das Gesicht fließt und weiter über die Schultern und den Brustkorb. Diese Muskelspannung fließt durch den ganzen Körper. Plötzlich denken Sie, so schön ist der Gegenstand ja gar nicht und er interessiert Sie nicht mehr. Erleben Sie, wie im

Gesicht und im Körper die muskuläre Spannung nachläßt; die Lippen schließen sich, die Mundwinkel tendieren abwärts, und das Lächeln geht bei interesselosem, hängendem Blick (Langeweile) verloren. Der Körper geht in die muskuläre Beugung. Diese Gesichts- und Körperhaltung können wir täglich überall beobachten.

*Beobachten Sie, ob Sie Ihre Augenbrauen beim konzentrierten Denken oder Sprechen nach oben schieben oder beim Hinaufschauen mit anheben. Wenn Sie es tun, dann werden sich mit der Zeit Querfalten auf der Stirne bilden.*

**Testen Sie:** Legen Sie sanft Ihre Handfläche quer über Ihre Stirne. Der Ellbogen weist zur Seite. Während Sie Ihre Hand auf der Stirne liegen lassen, schauen Sie bewußt nach oben und heben Sie willentlich die Augenbrauen mit hinauf. Sie können unter Ihrer Handfläche spüren, wie sich die Haut zusammenschiebt und sich Querfalten auf der Stirne bilden (**Abb. 13**).

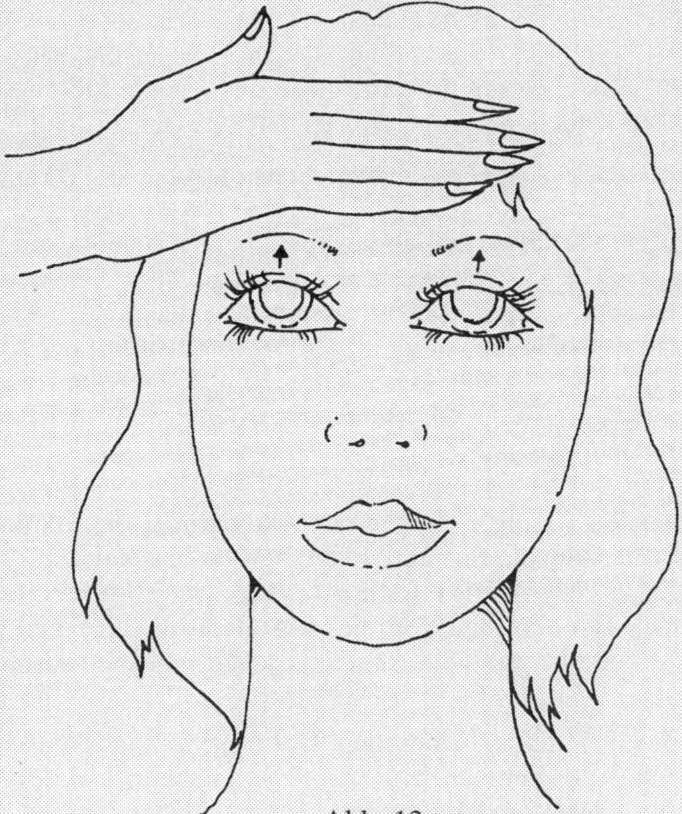

Abb. 13

Wenn Sie diese Gewohnheit haben, legen Sie öfters beim Hinaufschauen, Denken oder Sprechen zur Kontrolle Ihre Handfläche sanft auf Ihre Stirne und lassen Sie diese einige Zeit dort. Außerdem wirkt die Hand auf der Stirne sehr beruhigend. Das Lächeln nicht vergessen!

Bei allen Übungen – auch wenn es nicht immer betont wird – bitte auf den Bodenkontakt, auf eine muskulär aufrechte Körper- und Halswirbelsäulenhaltung und auf den Hals-Kinn-Winkel achten. Das Kinn und die Lippen sind weich gehalten. Nicht vergessen zu lächeln!

Die Augenübungen auch öfters bewußt mit geschlossenen Augen langsam ausführen:
Versuchen Sie, die Augenmuskelübungen einmal bewußt und langsam nur in einem Augenbereich zu üben. Sie können den großen muskulären, straffenden Unterschied in dieser Augenpartie und Gesichtsseite bewußt spüren. Langsam lösen. Aber Sie sollten danach auch im anderen Augenbereich genau so bewußt und langsam üben und auch in diesem Augen- und Gesichtsbereich den muskulär straffenden Unterschied fühlen.

Zwischen den Übungen die Augen auch öfters ausruhen lassen.

Versuchen Sie, beim Erlernen der Übungen mit beiden Händen und gestreckt gehaltenen Fingern die Muskelzüge langsam mitzuführen. Die Hände dabei nicht an das Gesicht anlegen und mitschieben, sondern nur in Höhe der Gesichtsmuskeln mitbegleiten, so als zögen Sie langsam mit der Kraft Ihrer Hände gedanklich, muskulär die Gesichtsmuskeln in ihrer Zugrichtung mit. Nach öfterem Üben, die Übungen gedanklich, willentlich muskulär ohne Zuhilfenahme der Hände ausführen.

Die nachstehenden Übungen dienen zur Aktivierung und Stärkung der Muskeln um die Augen. Sie aktivieren bewußt muskulär die oberen Augenlider. Dadurch wirkt die Pupille größer und der Blick wird lebhafter und strahlender. Bei den Übungen die Augenlider nicht schnell öffnen, sondern bewußt und langsam die Augenmuskelbewegungen ausführen.

Rufen wir uns noch einmal in Erinnerung: Der Augenringmuskel schließt das Augenlid, unterstützt es beim Öffnen, wobei dem unteren Teil des Lides die Schwerkraft hilft. Unter dem Ringmuskel liegt ein kleiner, vielfach unbeachteter Muskel, der Augenlidheber, der von der Mitte des oberen Augenlides senkrecht nach oben verläuft. Dieser Muskel hebt das Augenlid und ist für das bewußte Öffnen der Augen zuständig.

**Ü:** Bodenkontakt einhalten. Muskulär geordnete Körper- und Halswirbelsäulenhaltung. Den Hals-Kinn-Winkel beachten! Das Gesicht ruhig und entspannt halten und lächeln. Die Handflächen weisen zum Gesicht, die gestreckt gehaltenen Mittelfinger begleiten die Muskelzüge der oberen Augenlider mit, so als würden die gestreckt gehaltenen Finger langsam die Augenlider gedanklich muskulär nach oben mit öffnen. Den Kopf und die Augenbrauen beim Aufwärtszug der Augenlider nicht mitanheben, sondern den Kopf ruhig im rechten Winkel halten und lächeln. Später ohne Zuhilfenahme der Hände gedanklich, willentlich muskulär üben (**Abb. 14**).

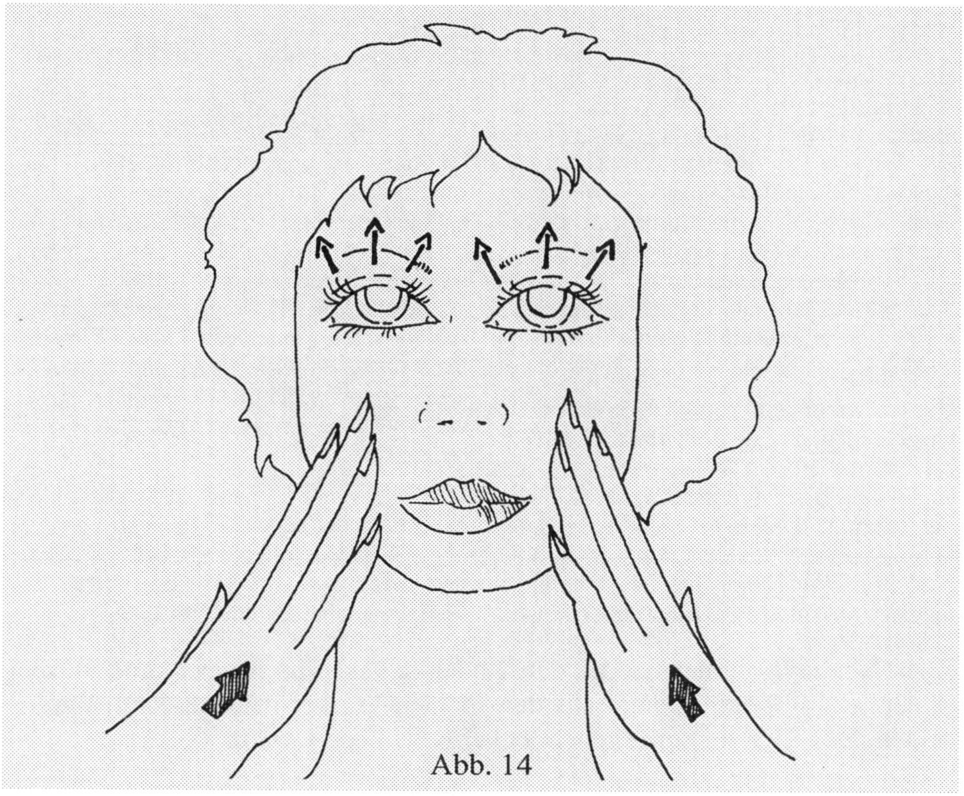

Abb. 14

**Ü:** Sie schauen lächelnd in Augenhöhe geradeaus. Nun langsam die oberen Augenlider willentlich muskulär, bewußt weit nach oben öffnen, so daß die Pupillen immer mehr sichtbar werden. Der Kopf und die Augenbrauen sind ruhig gehalten. Langsam die Muskelzüge lösen, aber nicht die Augen schließen. Immer wieder langsam üben.

So oft Sie daran denken, und Sie sollten es oft: Die Augen bewußt weit öffnen und dabei lächeln.

**Ü:** Bodenkontakt, Hals-Kinn-Winkel beachten. Die Lippen leicht öffnen und lächeln. Versuchen Sie, die oberen Augenlider zur äußeren Lidspalte hin bewußt weit nach oben, langsam zu öffnen. Stellen Sie sich vor, daß Sie Ihre Augen zur Seite hin groß nach oben langsam öffnen. Oft und langsam üben. Auch bei dieser Übung sollten die gestreckt gehaltenen Finger mit der Zugrichtung der Augenlider langsam schräg nach oben mithelfen. Nach öfteren Wiederholungen ohne Zuhilfenahme der Hände willentlich muskulär üben.

**Ü:** Bodenkontakt, Hals-Kinn-Winkel beachten! Lippen leicht öffnen. Nun auch zur inneren Lidspalte Richtung Nasenwurzel hin langsam die oberen Augenlider gedanklich, willentlich muskulär weit nach oben öffnen. Die Augen zur Gesichtsmitte hin langsam groß nach oben öffnen. Die gestreckten Finger helfen bei der Übung mit. Sehr oft und langsam üben. Nach oftmaligem Üben ohne Zuhilfenahme der Hände gedanklich, willentlich muskulär üben.

**Ü:** Bodenkontakt sowie Körper, Halswirbelsäulenhaltung und Hals-Kinn-Winkel kontrollieren! Die Lippen locker. Lächeln. Den Kopf und die Augenbrauen ruhig halten. Die oberen Augenlider gedanklich, willentlich muskulär, langsam und bewußt nach oben öffnen. Der Blick bleibt geradeaus gerichtet. Die Augenlider bewußt langsam weiter nach oben öffnen und langsam gedanklich muskulär weit zurückziehen, als würden Sie sie gedanklich muskulär hinter die Augäpfel ziehen. Die Übung ist vergleichbar mit einer Markise oder einem Rollo, die sich beim Aufrollen zurückschieben. Langsam lösen. Öffnen Sie öfters langsam bewußt die Lider und ziehen Sie sie langsam, willentlich muskulär weit hinauf und langsam weit zurück – lächeln (**Abb. 15**).

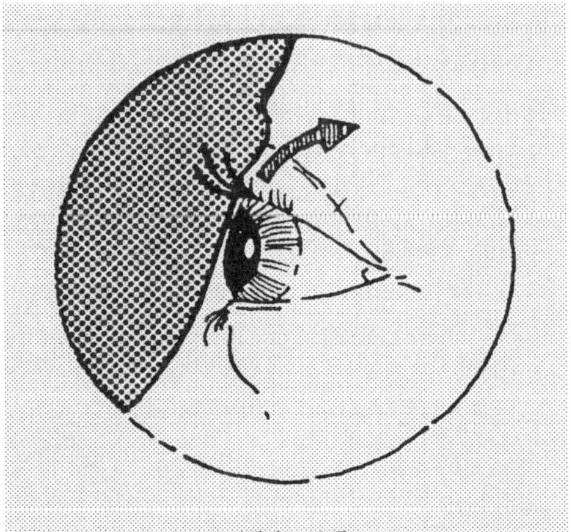

Abb. 15

**Ü:** Die Augenlider langsam schließen und dann langsam bewußt weit nach oben öffnen. Gedanklich muskulär weit zurückziehen, langsam wieder schließen. Öfters wiederholen, dabei lächeln. Oft üben.

Zwischendurch immer wieder den Bodenkontakt, die Körper- und Wirbelsäulenhaltung kontrollieren, auf den rechten Winkel im Hals-Kinn-Bereich achten. Das Kinn und die Lippen locker halten und lächeln.

**Ü:** Schauen Sie geradeaus und stellen Sie sich vor, Sie versuchen langsam die unteren Augenlider gedanklich, willentlich muskulär, weit nach unten zu öffnen. Sie können nach öfterem Üben die Muskelaktivität im Augenbereich spüren. Sie sollten spüren, wie die Wangen sich dabei anheben – lächeln! Die gestreckt gehaltenen Finger können die Muskelzüge nach unten mitbegleiten.

**Ü:** Bodenkontakt, Hals-Kinn-Winkel beachten. Lippen leicht öffnen. Lächeln! Denken Sie öfters mit bewußt weit geöffneten

Augenlidern, daß Ihre Pupillen ganz groß werden – und Ihre Augen werden groß! Langsam lösen. Öfters wiederholen.

**Ü:** Bodenkontakt, Körper–Kopf–Halswirbelsäulen-Haltung und Hals-Kinn-Winkel beachten! Suchen Sie sich gegenüber in Augenhöhe einen Gegenstand oder einen Punkt. Die Lippen locker halten und lächeln! Beobachten Sie diesen Punkt und konzentrieren Sie sich bewußt darauf . Stellen Sie sich vor, Ihre Pupillen liegen mehr bei den inneren Augenwinkeln, wie bei einem interesselosen, gelangweilten Blick! Nun öffnen Sie bewußt die Augen und stellen sich vor, wie Sie die Pupillen willentlich, gedanklich, langsam zu den äußeren Augenwinkeln hinschieben, als würden Sie mit großem Interesse und aufmerksamem Blick den Punkt von den äußeren Augenwinkeln aus ansehen. Die Augen–Gesichts-Partie wird muskulär nach außen gestrafft. Beim langsamen Loslassen entsteht das Gefühl, die Pupillen wandern wieder nach innen und die muskuläre Straffung der Augen und der Gesichtsmuskeln geht verloren. Die Lippen sind weich und lächeln. Erleben Sie, wie beim willentlich gedanklichen Auswärtszug Ihrer Augen die Augenringmuskeln sich weiten und wie sie aktiviert werden. Die Gesichtszüge straffen sich. Öfters langsam üben. Den muskulären Unterschied um die Augenpartie erkennen: fühlen Sie zwischen einem muskelschlaffen, langweiligen, hängenden Blick und einem offenen, interessierten, muskelstraffenden Blick.

**Ü:** Bodenkontakt, Hals-Kinn-Winkel beachten und lächeln! Denken Sie oft mit weit geöffneten Augenmuskeln Ihre Pupillen langsam und bewußt zu den äußeren Augenwinkeln. Langsam loslassen. Wieder von neuem bei weit geöffneten Augen die Pupillen langsam und bewußt zu den äußeren Augenwinkeln denken. Oft und langsam üben. Sie werden immer mehr die muskuläre Straffung um die Augenpartie und auch im Gesicht spüren.

Die folgenden Übungen dienen der Beweglichkeit der Augen. Die Augenbewegungen sanft und langsam ausführen.

Versuchen Sie öfters, die Augenübungen auch mit sanft geschlossenen Augen langsam, bewußt muskulär auszuführen:

**Ü:** Bodenkontakt, Körperhaltung und Hals-Kinn-Winkel beachten! Lippen leicht öffnen und lächeln. Bewegen Sie bewußt Ihre Augen. Der Kopf bleibt dabei ruhig. Der Blick ist geradeaus gerichtet. Das ist der Ausgangspunkt der Augenbewegungen. Lächeln! Mit weit geöffneten Augen schauen Sie langsam bewußt nach oben. Den Kopf und die Augenbrauen nicht mit den Augen mitheben, sondern ruhig halten, langsam wieder geradeaus schauen. Das bewußte, langsame Hinaufschauen oft üben.

**Ü:** Hals-Kinn-Winkel einhalten. Kopf und Augenbrauen ruhig halten, lächeln. Wieder langsam und bewußt nach oben schauen und nun die Pupillen langsam zu den äußeren Augenwinkeln denken, langsam wieder geradeaus blicken.

**Ü:** Hals-Kinn-Winkel beachten. Die Lippen locker halten. Lächeln! Den Kopf und die Augenbrauen nicht mit anheben, sondern ruhig halten. Langsam bewußt nach oben schauen, und langsam die oberen Augenlider gedanklich muskulär weit nach oben anheben und langsam muskulär zurückziehen. Mehrmals langsam wiederholen.

**Ü:** Bodenkontakt verstärken, Körperhaltung aufrichten, Hals-Kinn-Winkel beachten! Die Lippen sind locker und lächeln! Der Blick ist geradeaus gerichtet. Beim bewußten Nach-unten-Schauen nicht die Halswirbelsäule oder den Kopf nach unten beugen. Der Kopf bleibt ruhig und gerade gehalten. Mit weit geöffneten Augen langsam und bewußt weit nach unten schauen. Dann langsam geradeaus schauen. Wieder langsam bewußt weit nach unten schauen und langsam geradeaus schauen. Öfters und langsam üben.

**Ü:** Die beiden Übungen verbinden. Kopf und Augenbrauen bleiben ruhig gehalten. Lächeln. Mit groß geöffneten Augen langsam und bewußt weit nach oben schauen und langsam und bewußt weit nach unten schauen. Das bewußte Nach-oben- und Nach-unten-Schauen öfters langsam üben.

**Ü:** Den Kopf nicht mit den Augenbewegungen mitbewegen. Er bleibt im rechten Winkel auf der aufrecht gehaltenen Halswirbelsäule ruhig gehalten. Lächeln. Mit weit geöffneten Augen in gerader Blickrichtung langsam und bewußt weit nach rechts schauen und langsam und bewußt weit nach links schauen. Oft und langsam wiederholen.

**Ü:** Bodenkontakt, aufrechte Sitzhaltung und Hals-Kinn-Winkel beachten! Lippen locker und lächeln. Der Kopf bleibt ruhig gehalten. Aus der geraden Blickrichtung mit groß geöffneten Augen langsam weit nach rechts schauen und weiter, als würden Sie mit den Augen weit nach rechts zurückschauen. Langsam wieder geradeaus schauen. Langsam aus der geraden Blickrichtung weit nach links schauen und weiter mit den Augen weit nach links zurückschauen. Langsam wieder geradeaus schauen. Öfters langsam üben.

**Ü:** Bodenkontakt, aufrechte Körperhaltung, Hals-Kinn-Winkel beachten! Das Lächeln nicht vergessen! Bei dieser Übung den Kopf und die Augenbrauen ruhig halten. Mit groß geöffneten Augen schauen Sie aus der geraden Blickrichtung langsam weit nach rechts und außen weiter bewußt langsam schräg hinauf. Sie können rechts die muskuläre Straffung spüren. Das rechte Auge und die Augen-, Mund- und Gesichtpartie sind muskulär höher gehalten als die linke Augen-, Mund- und Gesichtsseite. Langsam wieder geradeausschauen. Aus der geraden Blickrichtung langsam weit nach links, weiter langsam bewußt nach außen und schräg hinaufschauen. Die Muskel-Aufwärtsstraffung auch in der linken Gesichtsseite spüren. Langsam wieder geradeausschauen. Öfters langsam üben. Langsam nach rechts schauen und außen lang-

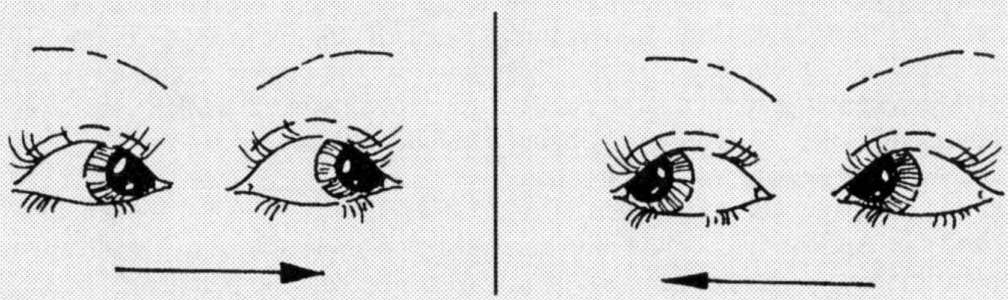

Abb. 16

sam hinaufschauen. Langsam nach links schauen und außen langsam hinaufschauen. Langsam und bewußt die Augenbewegungen ausführen (**Abb. 16**).

*Diese Übung stärkt und strafft die oberen Augenlider. Nach oftmaligem Üben wirken die Augen wieder größer.*

**Ü:** Bodenkontakt, Hals-Kinn-Winkel beachten, Lippen leicht öffnen. Bei der Übung den Kopf nicht mitbewegen. Versuchen Sie nun, mit den Augen aus der geraden Blickrichtung bewußt muskulär eine Zick-Zack-Linie in Richtung Augenwinkeln zu zeichnen. Dabei soll der Aufwärtszug der oberen Augenlider bewußt betont werden. Mit groß geöffneten Augen schauen Sie aus der geraden Blickrichtung weit hinauf und heben bei jedem Hinaufschauen die oberen Augenlider bewußt mit. Langsam wieder in die gerade Blickrichtung und wieder weiter rechts nach oben schauen. Dieses Hinauf- und in die gerade Blickrichtung Hinunterschauen bis zum rechten Augenwinkel bewußt ausführen, wobei Sie beim rechten Augenwinkel noch weiter bewußt hinaufschauen und den Blick weit nach oben etwas halten, bis Sie den muskulären straffenden Unterschied vergleichbar zum linken Augenwinkel spüren. Sie können fühlen, wie der rechte Augenwinkel, die rechte Wange und der rechte Mundwinkel muskulär nach oben geführt sind. Diese Gesichtsseite ist muskulär nach oben gestrafft. Nun aus der geraden Blickrichtung vom rechten Augenwinkel aus die oberen Augenlider beim Hinaufschauen bewußt mitführen. Weit hinauf- und in die gerade Blickrichtung hinunter- und weiter bis zum linken Augenwinkel schauen. Auch hier den Blick bewußt weit nach oben halten, bis Sie die muskuläre Straffung in der linken Gesichtshälfte spüren. Vom linken Augenwinkel wieder hinauf- und hinunterschauen bis in die gerade Blickrichtung. Öfters langsam wiederholen!

**Ü:** Bodenkontakt. Den Hals-Kinn-Winkel beachten. Den Kopf ruhig halten und lächeln. Sie schauen in Augenhöhe geradeaus. Mit groß geöffneten Augen zeichnen Sie bewußt in eine Richtung langsam kleine Kreise. Die Kreise mit Ihren groß geöffneten Augen langsam immer größer zeichnen. Mit den Augen so groß kreisen, daß Sie bewußt langsam weit nach oben schauen, bewußt langsam weit nach rechts schauen, bewußt langsam weit nach unten schauen und bewußt langsam weit nach links und wieder langsam bewußt weit nach oben schauen. Öfters die Kreisbewegungen langsam wiederholen.

**Ü:** Bodenkontakt, Körperhaltung und HalsKinn-Winkel kontrollieren! Lächeln! Den Kopf ruhig halten. In Augenhöhe mit groß geöffneten Augen die Kreisbewegungen nun langsam in die andere Richtung ausführen. Klein kreisend beginnen. Die Kreise langsam, bewußt mit Ihren Augen immer größer zeichnen. Langsam weit nach oben schauen, bewußt langsam weit nach links schauen, bewußt langsam weit nach unten schauen, bewußt langsam weit nach rechts schauen, und wieder bewußt langsam weit nach oben schauen. Auch die Kreisbewegungen langsam öfters wiederholen.

**Ü:** Versuchen Sie, mit groß geöffneten Augen in Augenhöhe weit weg von sich in eine Richtung die Kreisbewegungen bewußt mit den Augen auszuführen. Mit den Augen gedanklich bis in die Unendlichkeit langsam kreisen. Oft und langsam wiederholen.

**Ü:** Die gleiche Übung mit groß geöffneten Augen in Augenhöhe weit von sich, langsam und bewußt in die andere Richtung ausführen. Die Kreisbewegungen bis in die Unendlichkeit langsam ausführen. Öfters langsam wiederholen.

**Ü:** Der Kopf und die Augenbrauen bleiben ruhig. Sie zeichnen langsam mit Ihren Augen Kreise von sich weg. Sie schauen langsam weit hinauf, oben langsam weit von sich weg und langsam hinunter. Am Boden schauen Sie langsam zu sich heran und langsam herauf. Auch diese Übung öfters und langsam wiederholen.

Ü: Bodenkontakt, Körperhaltung, Hals-Kinn-Winkel kontrollieren und korrigieren! Lächeln! Die Kreisbewegungen mit den Augen in die andere Richtung langsam ausführen. Sie schauen langsam hinunter bis zum Boden, von sich weg, weiter langsam am Boden entlang, langsam weit hinauf und langsam von oben zu sich heran. Öfters langsam wiederholen.

Ü: Bodenkontakt, Körperhaltung und Hals-Kinn-Winkel beachten. Lächeln! Zeichnen Sie um Ihre Augen in der Luft mit einem Finger langsam eine querliegende Achterschleife. Beginnen Sie zwischen Ihren Augenbrauen: von der Mitte (Nasenwurzel) aus langsam nach rechts unten, von der inneren Lidspalte über den unteren Augenringmuskel langsam hinaus zur äußeren Lidspalte, über das obere Augenlid langsam zurück zur inneren Lidspalte, über der Nasenwurzel überkeuzen, links innere Lidspalte, unterer Augenringmuskel langsam zur äußeren Lidspalte über das obere Augenlid langsam zurück zur inneren Lidspalte. Der Finger zeichnet den Achter langsam weiter, die Augen verfolgen langsam die Bewegung mit. Die muskuläre Bewegung vom inneren Augenlid nach außen bewußt betonen. Langsam lösen.

Ü: Ohne Finger üben! Den Kopf ruhig halten. Die weit geöffneten Augen schauen bewußt und langsam einer großen, liegenden Achterschleife nach. Den muskulären Auswärtszug betonen. Oft und langsam wiederholen.

Ü: Die Augen sanft schließen, die geschlossenen Augen zeichnen bewußt und langsam große liegende Achterschleifen. Oft und langsam wiederholen.

Ü: Hals-Kinn-Winkel kontrollieren. Lächeln! Der Blick ist geradeaus gerichtet. Die Augen sind groß geöffnet. Versuchen Sie, langsam die Achterschleife um Ihre Augen mit den Augenringmuskeln gedanklich, willentlich muskulär auszuführen. Besonders die Muskelzüge von der inneren Lidspalte über den unteren Augenringmuskel hinaus zur äußeren Lidspalte intensivieren. Langsam und bewußt lösen.

Ü: Mit sanft geschlossenen Augen gedanklich, willentlich muskulär mit den Augenringmuskeln die Achterschleife um die Augen langsam ausführen. Die muskuläre Bewegung von der inneren Lidspalte über den unteren Augenringmuskel nach außen betonen. Öfters und langsam wiederholen.

Die folgenden Übungen für den oberen Augenringmuskel (Augenlid) beeinflussen die Durchblutung und aktivieren die Augenringmuskeln:

Ü: Bodenkontakt beachten. Körperhaltung und Hals-Kinn-Winkel kontrollieren und ordnen. Die Lippen sind leicht geöffnet und lächeln! Schließen Sie langsam beide Augen und halten Sie sie geschlossen. Nun versuchen Sie, willentlich den muskulären Zug vom oberen Augenlid zum unteren langsam zu verstärken, als ob Sie das Auge noch fester schließen. Stirne und Augenbrauen dabei ruhig halten, nicht das untere Augenlid nach oben heben, sondern ganz ruhig halten und an den Schläfen keine Falten ziehen (Krähenfüße). Mehrmals bei geschlossenen Lidern den muskulären Druck der Augenlider nach unten langsam verstärken und langsam loslassen. Das langsame Lösen bewußt mitverfolgen.

**Ü:** Den Kopf und die Augenbrauen ruhig und die Augen bewußt sanft geschlossen halten. Gegen diesen Widerstand versuchen Sie, willentlich muskulär die Augen langsam zu öffnen. Die Augen bleiben aber bewußt sanft geschlossen. Auch diesen langsamen muskulären Zug der Augenlider nach oben bewußt verfolgen. Die Augenbrauen dabei nicht anheben.

**Ü:** Hals-Kinn-Winkel beachten. Der Blick bleibt geradeaus gerichtet. Die Lippen sind locker und lächeln. Die Augen sind bewußt groß geöffnet. Versuchen Sie, die Augenlider gedanklich, willentlich muskulär und langsam zu schließen. Die Augen bleiben aber groß geöffnet. Dieses gedankliche muskuläre Schließen der Augenlider öfters und langsam wiederholen.

**Ü:** Die Augen sind groß geöffnet und schauen geradeaus. Nehmen Sie mit Hilfe der Finger die Muskelbewegungen mit, so als würden Sie einen breiten Lidstrich von der inneren Lidspalte über das obere Augenlid langsam nach außen und langsam schräg hinauf zum Haaransatz zeichnen. Üben Sie zuerst langsam mit dem oberen rechten Augenringmuskel. Von der inneren Lidspalte ziehen Sie langsam den oberen rechten Augenringmuskel gedanklich, willentlich muskulär über die äußere Lidspalte hinaus. Über die Schläfen ziehen Sie muskulär langsam schräg hinauf zum Haaransatz. Langsam lösen. Den muskulären Zug bewußt von innen langsam nach außen und schräg hinaufführen. Oft und langsam üben.

**Ü:** Die gleiche Übung mit der linken oberen Augenringmuskulatur langsam ausführen. Die Augen sind groß geöffnet. Von der linken inneren Lidspalte ziehen Sie langsam Ihren oberen linken Augenringmuskel gedanklich, willentlich muskulär in Richtung äußere Lidspalte und über die Schläfen weiter schräg hinauf in den Haaransatz. Denken Sie an einen breiten Lidstrich, den Sie langsam von innen nach außen und langsam hinauf zeichnen. Diese Übungen oft und langsam wiederholen.

## Übungen für den unteren Augenringmuskel (unteres Augenlid) – sehr gut zur Belebung und Aktivierung der unteren Augenpartie:

**Ü:** Bodenkontakt, Hals-Kinn-Winkel beachten und lächeln. Die Augen sind groß geöffnet. Geradeaus schauen. Von der rechten inneren Lidspalte ziehen Sie den unteren Augenringmuskel gedanklich, willentlich muskulär langsam in Richtung äußere Lidspalte und über die Schläfen langsam weiter schräg hinauf in den Haaransatz. Langsam und bewußt lösen.

**Ü:** Von der linken inneren Lidspalte ziehen Sie den unteren Augenringmuskel gedanklich, willentlich muskulär langsam in Richtung äußere Lidspalte und muskulär über die Schläfen langsam, gedanklich muskulär weiter schräg hinauf in den Haaransatz. Langsam lösen. Die Übungen oft und langsam wiederholen.

*Das seitwärts muskuläre hinaus und außen hinauf in den Haaransatz Denken sowie die Übungen mit den äußeren Augenwinkeln straffen muskulär die Augenpartie und heben die Gesichtszüge.*

**Ü:** Legen Sie Zeige-, Mittel- und Ringfingerkuppen sanft in Höhe der oberen Augenlider, ungefähr im Bereich unter den Augenbrauenenden, außen an Ihr Gesicht. Die Ellbogen nicht hängen lassen, sondern seitwärts waagrecht anheben. Die Fingerkuppen sollen nicht die Haut verschieben, sondern von den darunter liegenden oberen Augenringmuskeln nach außen mitbewegt werden. Ihre Fingerkuppen sollten die Muskelbewegungen nach außen spüren.

**Ü:** Gleichzeitig bei beiden Augen mit den oberen Augenmuskeln üben. Die Augen sind bewußt groß geöffnet, der Blick bleibt geradeaus gerichtet. Die Fingerkuppen sollen fühlen. Ziehen Sie bei beiden Augen von den inneren Lidspalten die oberen Augenringmuskeln gedanklich, willentlich muskulär langsam in Richtung äußere Lidspalten. Gedanklich muskulär ziehen Sie sie über die Schläfen langsam schräg hinauf in den Haaransatz. Mit den Fingerkuppen das langsame Lösen spüren. Oft und langsam üben. Die oberen Augenlider gedanklich, willentlich muskulär langsam von innen nach weit außen und langsam hinauf in den Haaransatz ziehen. Das langsame Lösen bewußt mitverfolgen. Nach einer Weile üben Sie, ohne die Finger auf die Schläfen zu legen. Die bewußt willentlich geführten Muskelzüge der oberen Augenringmuskeln langsam von innen nach außen und schräg hinauf in den Haaransatz ziehen. Sehr oft und langsam üben.

**Ü:** Bodenkontakt, Körperhaltung und Hals-Kinn-Winkel kontrollieren und korrigieren. Die Lippen sind leicht geöffnet und lächeln! Die Augen sind bewußt groß geöffnet. Der Blick bleibt geradeaus gerichtet. Bei beiden Augen ziehen Sie langsam die unteren Augenringmuskel von der inneren Lidspalte gedanklich, willentlich muskulär in Richtung äußere Lidspalte und muskulär über die Schläfen langsam weiter schräg hinauf in den Haaransatz. Langsam lösen. Die Muskelzüge der unteren Augenlider von innen langsam nach außen und schräg hinauf langsam in den Haaransatz ziehen. Sehr oft üben.

**Ü:** Denken Sie öfters mit groß geöffneten Augen langsam die oberen Augenringmuskeln willentlich muskulär von innen nach außen und über die Schläfen langsam schräg hinauf bis in den Haaransatz. Ziehen Sie einmal die unteren Augenringmuskeln willentlich muskulär langsam von innen nach außen und weiter über die Schläfen langsam schräg hinauf bis in den Haaransatz. Bewußt langsam lösen. Öfters und langsam üben.

**Ü:** Mit groß geöffneten Augen ziehen Sie gleichzeitig langsam die obere und untere Augenpartie gedanklich, willentlich muskulär von innen nach außen und weiter über die Schläfen langsam schräg hinauf in den Haaransatz. Halten Sie diesen muskulären Zug nach außen. Der Kopf bleibt ruhig gehalten und wird nicht mit den Augenbewegungen mitgeführt. Versuchen Sie, in gerader Blickrichtung mit Ihren Augen langsam weit nach rechts und langsam außen hinaufzuschauen. Anschließend langsam weit nach links und langsam außen hinauf schauen. Sie können die muskuläre Straffung nach außen im Gesicht spüren. Langsam lösen. Öfters und langsam üben.

## Die folgende Übung wirkt besonders auf die seitliche Augenpartie und im Bereich der Schläfen straffend:

**Ü:** Bodenkontakt, Hals-Kinn-Winkel beachten, Lippen leicht geöffnet. Lächeln. Sie heben Ihre Arme seitwärts in Schulterhöhe hoch. Die Ellbogen weisen waagrecht zur Seite. Sie führen die Hände zu den äußeren Lidspalten. Bei beiden Händen schließen Sie fest die Daumen und die Zeigefinger, so als würden Sie damit Ihre äußeren Lidspalten gedanklich muskulär festhalten (**Abb. 17**). Ziehen Sie langsam mit Hilfe Ihrer Finger die äußeren Lidspalten willentlich muskulär schräg hinauf zum

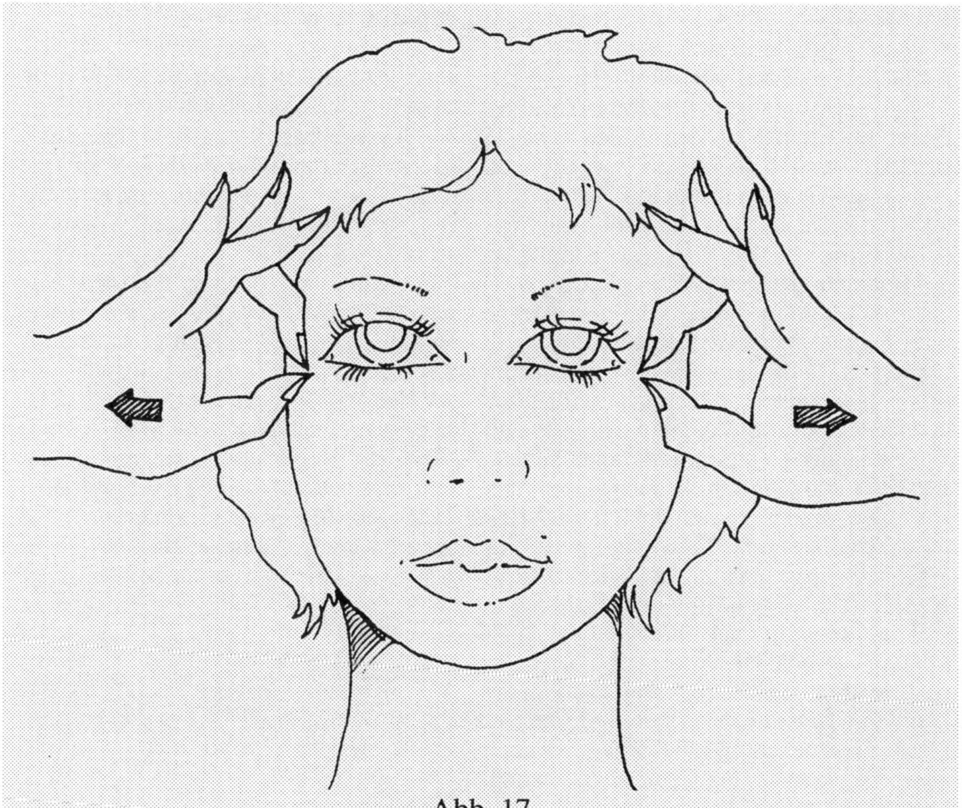

Abb. 17

Haaransatz – die Lippen sind weich und lächeln! Langsam loslassen. Wieder mit Hilfe der fest geschlossenen Finger die Muskelzüge mitbegleiten. Ziehen Sie langsam Ihre äußeren Lidspalten gedanklich, willentlich muskulär schräg hinauf. Mit dem Schläfenmuskel mithelfend, ziehen Sie die äußere Lidspalte langsam muskulär in den Haaransatz und willentlich muskulär in Richtung Hinterkopf langsam weiter, so als würden Sie die äußeren Lidspalten am Kopf hinten zusammenbinden und halten. Sie können die muskuläre Straffung bei der seitlichen Augen-Gesichts-Partie spüren. Langsam lösen. Öfters und langsam üben.
Immer wieder langsam die äußeren Lidspalten gedanklich, willentlich muskulär schräg hinauf in den Haaransatz, gedanklich muskulär weiter bis zum Hinterkopf ziehen und gedanklich am Hinterkopf zusammenbinden. Lächeln nicht vergessen! Oft und langsam üben.

**Ü:** Die Übungen verbinden. Die Lippen locker halten und lächeln. Die Augen muskulär weit geöffnet halten. Ihre Pupillen willentlich, gedanklich, langsam zu den äußeren Augenwinkeln hindenken und langsam die äußeren Augenwinkel willentlich muskulär schräg hinauf in den Haaransatz ziehen. Lächeln! Langsam lösen. Sehr langsam und oft üben.

## Muskelstraffende Übungen für die Augenpartie und das Gesicht:

**Ü:** Stellen Sie sich vor, Sie hätten in der Mitte des Hinterkopfes ein drittes geistiges Auge, mit dem Sie nach hinten schauen könnten. Verstärken Sie den Bodenkontakt und lassen Sie den muskulären Aufwärtzug über die aufrecht muskulär geordnete Wirbelsäule hochfließen. Den Hals-Kinn-Winkel einhalten. Die Lippen sind leicht geöffnet und lächeln. In dieser gehaltenen Längs- oder Schlankspannung öffnen Sie bewußt die Augen, ziehen langsam die beiden äußeren Augenwinkel gedanklich, willentlich muskulär über die Schläfen schräg hinauf zum Haaransatz und weiter nach hinten, muskulär und langsam zum gedachten dritten Auge, mit dem Sie gedanklich nach hinten sehen. Lassen Sie Freude in Ihren Blick einkehren, und spüren Sie, wie sich der Brustkorb vorne muskulär öffnet und weitet und gleichzeitig der Rücken muskulär schmal und schlank geformt ist. Das Gesicht wird muskulär von vorne nach hinten geliftet und gestrafft. Verharren Sie ein wenig in dieser Stellung, und lösen Sie dann ganz langsam die muskuläre Spannung. Öfters langsam und üben.

Sie sitzen mit Bodenkontakt und mit willentlich muskulär aufrecht gehaltener Wirbelsäule in der richtigen geordneten Grundhaltung (Vier-Winkel-Sitz). Achten Sie auf den Hals-Kinn-Winkel, die leicht geöffneten Lippen lächeln.

**Ü:** Vier-Winkel-Sitz einhalten. Schieben Sie am Boden langsam die Füße und die Unterschenkel so weit vor, bis Sie – ohne den Kopf zu senken, wenn Sie über die Knie hinunterschauen – nur die Zehenspitzen erblicken. Der Oberkörper bleibt aufrecht. Den Hals-Kinn-Winkel beachten. Heben Sie den rechten Unterarm mit gestreckter Hand in Brusthöhe (die gestreckte Handfläche zeigt zu Boden und der Ellbogen nach außen). Bewegen Sie den rechten Unterarm in Brusthöhe so weit nach vorne, bis Sie ebenfalls – wenn Sie über den gestreckt gehaltenen Handrücken zu Boden schauen – gerade noch Ihre Zehenspitzen an der Kleinfingerkante sehen. Blicken Sie nun einmal langsam auf die Zehenspitzen (nur willentlich bewußt mit den Augen schauen, nicht den Kopf senken oder mitbewegen!), dann langsam bewußt auf die Kleinfingerkante, der in Brusthöhe ruhig gehaltenen Hand schauen. Schließlich langsam und bewußt gerade nach vorne schauen (**Abb 18**). Beginnen Sie bewußt und langsam von neuem: langsam bewußt auf die Zehenspitzen schauen – langsam bewußt auf die Kleinfingerkante schauen – langsam bewußt geradeaus schauen, öfters langsam

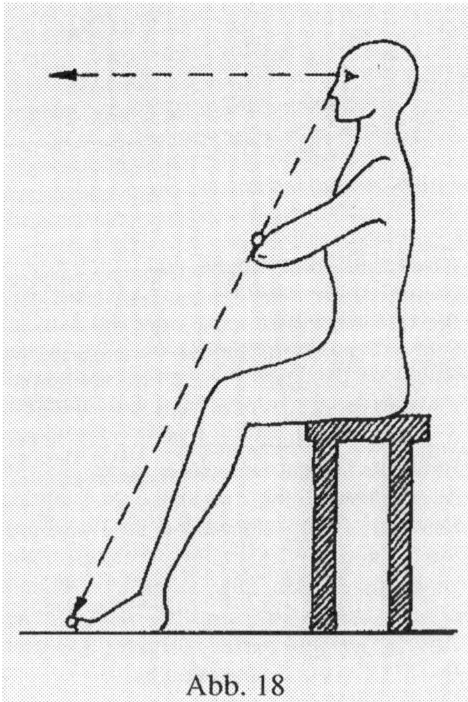

Abb. 18

wiederholen. Sie schauen bewußt und langsam nur auf die Kleinfingerkante – langsam und bewußt auf die Zehenspitzen schauen. Sehr oft und langsam wiederholen. Konzentrieren Sie sich darauf, diese Bewegung nur bewußt langsam mit den Augen und nicht mit dem Kopf auszuführen. *Dies sind gute Augenübungen!* (Augenbrauen nicht mitheben, immer lächeln!)

**Ü:** Halten Sie ein Buch (oder ein Blatt Papier) mit fast gestreckten Armen. Die Ellbogen weisen zur Seite, in Brusthöhe vor dem Körper. Bewegen Sie nun das Buch langsam nach oben und lassen Sie den Körper über die Verstärkung des Bodenkontakts, die gehaltene Körpermitte und die muskulär aufrecht gehaltene Wirbelsäule zur willentlich bewußt muskulären Streckung hinaufwachsen. Achten Sie auf den Hals-Kinn-Winkel und halten Sie den Kopf ruhig. Die Lippen lächeln. Heben Sie langsam das Buch weiter und blicken Sie diesem mit den weitgeöffneten Augen nach (Kopf nicht heben, die Augenbrauen ruhig halten!), bis es Ihrem Blick entschwindet. Das Buch langsam hinunter- und langsam hinaufführen. Die groß geöffneten Augen blicken bewußt langsam nach. Öfters wiederholen. Senken Sie langsam die Arme bis in Augenhöhe und bewegen Sie das Buch öfters langsam nach links und langsam nach rechts. Die Augen folgen bewußt und langsam. Den Kopf nicht mitbewegen. Nun zeichnen Sie mit dem Buch in der Luft in Augenhöhe langsam Kreise mit ständigem Richtungswechsel. Schließlich gehen Sie langsam in liegende Achterschleifen über: von der Mitte nach rechts hinunter und außen hinauf kreisen, in der Mitte überkreuzen und von neuem nach links hinunter beginnen. Folgen Sie der Bewegung des Buches langsam und bewußt mit den Augen. Achten Sie während der gesamten Übung darauf, daß der Körper in Streckspannung bleibt und der Kopf die Bewegungen der Augen nicht mitmacht!

Die folgende Übung wirkt straffend auf die Augenpartie und die Gesichtszüge und erweitert das Blickfeld:

**Ü:** Bodenkontakt und Haltungskontrolle, den Hals-Kinn-Winkel beachten, die Lippen locker halten und lächeln. Eine Übung, um den Blickwinkel zu erweitern, ist folgende: Legen Sie die Hände wie Scheuklappen seitwärts an die Schläfen, auf denen die Grundgelenke der Zeigefinger ruhen. Die Handflächen weisen zueinander, die Finger sind nach oben gestreckt. Die Kleinfingerkanten zeigen gerade nach vorne und die Ellbogen in Schulterhöhe nach außen. Suchen Sie gerade vor Ihnen in Augenhöhe einen Punkt und schauen Sie bewußt und konzentriert darauf. Ziehen Sie nun die gestreckten Hände ganz langsam zur Seite (nach außen). Schauen Sie mit bewußt geöffneten Augen weiterhin immer auf diesen Punkt. Versuchen Sie aber, die Auswärtsbewegung der Hände am Rande des Blickfeldes mit den Augen wahrzunehmen. Sollten Sie Ihre Hände nicht mehr wahrnehmen, dann führen Sie Ihre Hände langsam so weit nach vorne, bis Sie, ohne nach rechts oder links zu schauen, sondern nur auf den bewußten Punkt blickend, die Hände beim langsamen Auseinanderziehen von den Augenwinkeln aus wieder wahrnehmen. Erleben Sie, wie sich die Augenpartie und die Gesichtszüge muskulär in Richtung Schläfen straffen. Führen Sie die Hände wieder langsam in Richtung Schläfen heran. Die Augen nehmen auch das langsame Heranführen der Hände bewußt wahr, ohne aber dabei nach links und rechts zu schauen.

Wiederholen Sie die Übung langsam mehrmals. Langsam die Hände nach außen ziehen und die Hände wieder langsam zu den Schläfen heranführen. Die Augen blicken immer noch auf den Punkt, nehmen aber die Bewegungen der Hände bewußt wahr. (Haltungskontrolle nicht vergessen und die Lippen leicht geöffnet halten!)
Auch ohne Hilfe der Hände üben.
Ob Sie gehen, stehen oder sitzen, versuchen Sie, mit groß geöffneten Augen und mit gerader Blickrichtung alles, was sich links und rechts von Ihnen befindet, bewußt wahrzunehmen. Üben Sie, so oft Sie daran denken, den Weitwinkelblick. Erweitern Sie Ihr Blickfeld und stärken Sie bewußt, willentlich die Muskeln um die Augen. Nehmen Sie etwa beim Fernsehen, während Sie auf den Bildschirm schauen, ab und zu alles bewußt wahr, was sich links, rechts oder oben und unten vom Fernsehgerät im Raum befindet – der Blick bleibt aber dabei auf den Bildschirm gerichtet.

Auch die folgende Übung wirkt auf die Augenmuskeln und die Gesichtszüge nach außen straffend und nach oben anhebend. Sie wirkt auch erweiternd auf den Augen- und Gesichtsbereich:

**Ü:** Bodenkontakt, Haltungskontrolle, den Hals-Kinn-Winkel beachten, die Lippen locker halten und lächeln. Wieder die Hände wie Scheuklappen seitwärts an die Schläfen

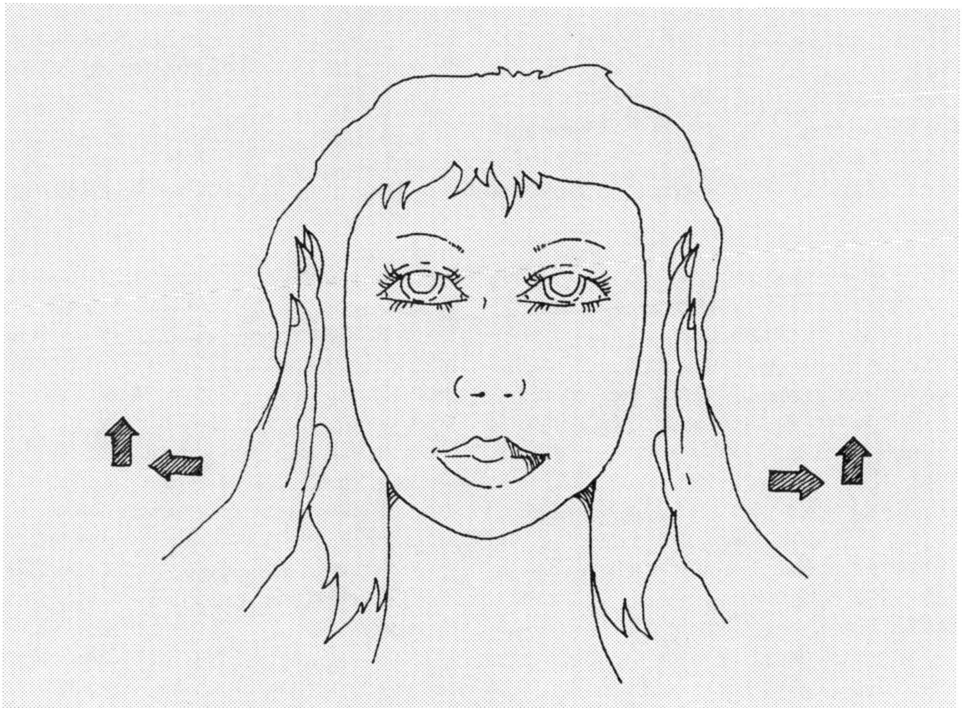

Abb. 19

halten, auf denen die Grundgelenke der Zeigefinger ruhen. Die Handflächen weisen zueinander, die Finger sind nach oben gestreckt. Die Kleinfingerkanten zeigen gerade nach vorne und die Ellbogen in Schulterhöhe nach außen. Suchen Sie in Augenhöhe in gerader Blickrichtung gegenüber einen Punkt und betrachten Sie ihn bewußt und konzentriert. Ziehen Sie nun die gestreckten Hände ganz langsam und bewußt zur Seite (nach außen). Sie spüren die Augenmuskel- und Gesichtsstraffung zur Seite. Nehmen Sie die Bewegung ihrer Hände aus den Augenwinkeln wahr, aber belassen Sie die Augen bewußt auf dem zuvor gewählten Punkt. Nun heben Sie die gestreckten Finger langsam seitwärts nach oben. Auch diesen langsamen Aufwärtszug der Hände nehmen Sie bewußt mit den Augen wahr, ohne den Blick von dem Punkt zu wenden. Nun können Sie spüren, wie sich die Schläfen-, Augen- und Gesichtsmuskeln nach oben straffen. Beim langsamen und bewußten Lösen fühlen Sie, wie die Augen und Gesichtsmuskeln wieder absinken. Öfters und langsam wiederholen (**Abb 19**).

Folgende Übung erweitert das Blickfeld nach oben und unten und wirkt straffend auf die obere und untere Augenringmuskulatur:

**Ü:** Aufrechte Körperhaltung, Hals-Kinn-Winkel beachten, Lippen locker halten. Der Blick bleibt geradeaus gerichtet. Sie schauen während der ganzen Übung bewußt auf

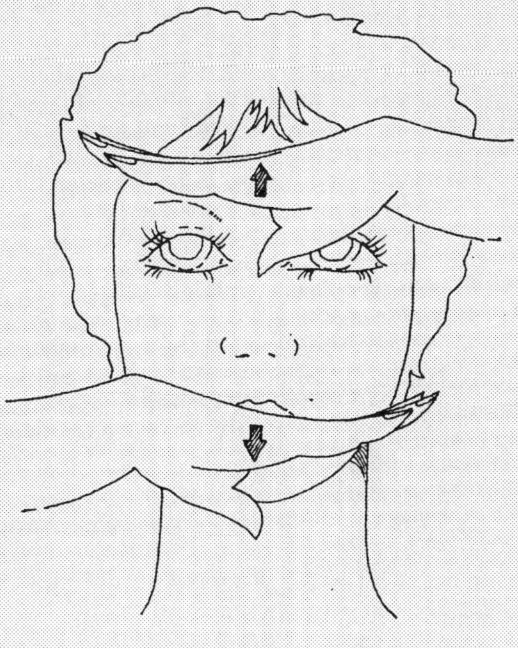

Abb. 20

einen Ihnen gegenüber liegenden Punkt. Sie heben die gestreckten Hände und Finger übereinander in Augenhöhe hoch. Die Ellbogen weisen waagrecht nach außen. Die übereinander liegenden Hände und die Finger sind und bleiben gestreckt. Die Handflächen weisen nach unten. Nun schauen Sie in gerader Blickrichtung zwischen den Handflächen durch auf den von Ihnen gewählten Punkt. Führen Sie jetzt die obere Hand langsam nach oben und die untere Hand langsam nach unten und nehmen Sie mit Ihren Augen die Hände bewußt wahr, ohne den Blick von Ihrem Punkt zu wenden. Die Hände führen Sie langsam so weit nach oben und nach unten auseinander, bis Sie sie nicht mehr wahrnehmen können. Sie spüren jetzt, wie die Augen bewußt groß geöffnet und die Augenmuskeln nach oben und nach unten gestrafft sind. Langsam wieder die Hände in die Ausgangsposition zurückführen (**Abb. 20**).

Die folgende Übung führt man – wenn möglich – am besten in der Natur aus (das Grün wirkt auf Ihre Augen und Ihr Innenleben beruhigend). Erfreuen Sie sich an den Schönheiten der Natur und ihrer Umgebung.

**Ü:** Schauen Sie zuerst bewußt, mit weit geöffneten Augen und mit lebhaftem, interessiertem und aufmerksamem Blick auf einen Gegenstand in Ihrer unmittelbaren Nähe, und verlegen Sie dann langsam den Blick bewußt auf etwas in weiterer Entfernung. Dann schauen Sie auf etwas, das sich erhöht vor Ihnen oder unten vor Ihnen befindet. Üben Sie bewußt diese Augenbewegung langsam im ständigen Wechsel von nah und fern und hinauf und hinunter.
*Beobachten Sie, wie der Blick Ihrer Augen Ihren Körper und Ihre Gesichtsmuskeln beeinflußt.*

**Ü:** Schauen Sie in Augenhöhe geradeaus auf einen Gegenstand, zuerst bewußt mit langweiligem, interesselosem Blick. Sie können spüren, wie die Gesichtsmuskeln erschlafft wirken und auch der Körper nicht muskulär gehalten ist. Sie lächeln und schauen auf einen Gegenstand mit bewußt groß geöffneten Augen und lebhaftem, interessiertem und aufmerksamem Blick. Sie können die positive Muskelaktivität im Gesicht und auch im Körper spüren.

**Ü:** Machen Sie sich das bewußte muskuläre Öffnen der Augen und das bewußte interessierte, aufmerksame Schauen zur Gewohnheit. Was immer Sie auch tun, ob Sie lesen, schreiben, autofahren, fernsehen, hinauf- oder hinunter-, nach links- oder nach rechts schauen usw., denken Sie wiederholt daran, die Augen bewußt und muskulär geöffnet zu halten – und zu lächeln!

**Ü:** Bodenkontakt, Körperhaltung und Hals-Kinn-Winkel beachten. Der Mund ist leicht geöffnet und lächelt. Öffnen Sie bewußt, willentlich muskulär die Augen weit und lesen Sie mit interessiert aufmerksamem Blick einige Zeilen. Sie lesen weiter und lösen dabei langsam den Muskelzug um die Augen. Sie können spüren, wie der Kopf leicht absinkt und die Augen nicht mehr so muskulär bewußt geöffnet sind. Die Gesichtsmuskeln sinken ebenfalls ab.

Versuchen Sie alles, was an Ihren Augen rechts und links, beim Gehen, Wandern, Laufen oder während der Fahrt (Auto, Bus, Bahn usw.) vorbeizieht, Bäume, Häuser, Landschaften usw., mit weit geöffneten Augen aus Ihren Augenwinkeln bewußt wahrzunehmen. Der Blick ist und bleibt dabei geradeaus ge-

richtet. So können Sie die straffenden Muskelzüge immer wieder aktivieren und im Gesicht fühlen. Denken Sie im Tagesablauf oft daran.
Im folgenden nun einige zusätzliche Übungen zur Entlastung und muskulären Belebung der Augen all jener, die konzentriert vor den *Computerbildschirmen*, d. h. mit begrenztem, eingeengtem Blickfeld arbeiten bzw. in der Freizeit *Fernsehen.*

**Einatmen** und langsam und ruhig **ausatmen** ist, während der Augenübungen öfters, langsam und ruhig ausgeführt, sehr zu empfehlen. Die Übungen öfters mit geschlossenen Augen ausführen. Zwischen den Übungen die Augen öfters schließen und ausruhen lassen.

**Ü:** Achten Sie auf den Bodenkontakt und auf den Hals-Kinn-Winkel. Die Lippen sind leicht geöffnet und lächeln. Ohne den Kopf zu bewegen, schauen Sie mit groß geöffneten Augen bewußt und langsam vom linken unteren Computerrand in einer geraden Linie weit nach rechts, bis Sie die Bewegung im Augenwinkel spüren. Dann schauen Sie von rechts in einer geraden Linie langsam und bewußt weit nach links, bis Sie im linken Augenwinkel die Bewegung spüren. Langsam geradeaus schauen. Die Augen langsam schließen. Stellen Sie sich etwas Schönes vor. Dann wieder langsam und bewußt die Augen öffnen. Öfters und langsam wiederholen (**Abb. 21**).

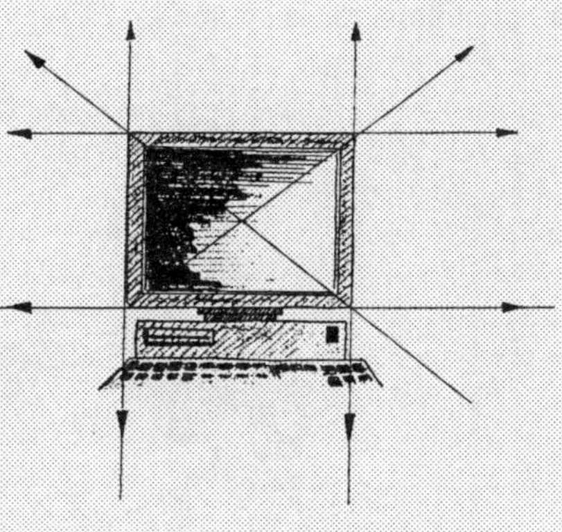

Abb. 21

**Ü:** Bodenkontakt, aufrechte Sitzhaltung und Hals-Kinn-Winkel beachten! Lächeln. Die gleiche Übung über den oberen Computerrand ausführen. In gerader Linie von links einmal langsam und bewußt weit nach rechts schauen und dann langsam und bewußt weit nach links schauen. Langsam geradeaus schauen. Die Augen langsam schließen. Sich etwas Schönes vorstellen. Die Augen wieder langsam und bewußt öffnen. Von neuem üben.

**Ü:** Bodenkontakt und den Hals-Kinn-Winkel beachten, lächeln. Ohne den Kopf zu bewegen, schauen Sie mit bewußt geöffneten Augen am rechten Computerrand in einer senkrechten Linie bewußt und langsam weit hinunter und bewußt und langsam wieder weit hinauf. Die gleiche Übung genauso bewußt und langsam über dem linken Computerrand ausführen. In einer senkrechten Linie bewußt und langsam weit hinunter- und langsam weit hinaufschauen. Langsam geradeaus schauen. Die Augen wieder schließen. Sich etwas Schönes vorstellen. Augen wieder langsam öffnen und von neuem üben.

**Ü:** Bodenkontakt, aufrechte Sitzhaltung. Hals-Kinn-Winkel beachten. Lächeln! Rahmen Sie mit den Augen langsam den Computer ein. Der Kopf wird dabei ruhig gehalten. Sie beginnen mit groß geöffneten Augen und interessiertem Blick bewußt und langsam von unten hinauf und bewußt und langsam rund um den Computer zu schauen. Bewußt und langsam den Computer mit groß geöffneten Augen auch in die andere Richtung einrahmen. Ziehen Sie immer größere Kreise bewußt und langsam in beide Richtungen. Die Augen langsam schließen. An etwas Schönes denken. Langsam die Augen wieder öffnen.

Die folgende Übung ist eine gute, aktivierende Augenmuskelübung für die obere Augenpartie: durch den konzentrierten, ständigen Blick auf den Bildschirm wird der obere Augenringmuskel etwas vernachlässigt, da der Blick sich mehr nach unten konzentriert. Daher ist es ratsam, bei gerader Blickrichtung öfters die Augen bewußt und groß zu öffnen.

**Ü:** Bodenkontakt, Körperhaltung, Hals-Kinn-Winkel kontrollieren! Die Lippen sind locker und lächeln. Schauen Sie mit groß geöffneten Augen bewußt von der rechten unteren Ecke des Bildschirmes langsam diagonal nach oben zur linken Ecke und weiter diagonal über die linke Ecke bewußt langsam weit hinauf. Sie sollten die muskuläre Spannung im linken Augenwinkel nach außen und oben spüren. Anschließend von der linken unteren Ecke langsam und bewußt diagonal zur rechten oberen Ecke hinauf- und über die rechte Ecke diagonal bewußt langsam weit hinaufschauen, bis Sie die Muskelaktivität im rechten Augenwinkel spüren. Die Augen langsam schließen. Sich etwas Schönes vorstellen. Öfters langsam wiederholen.

**Ü:** Bodenkontakt. Den Hals-Kinn-Winkel beachten. Die Lippen sind locker und lächeln. Atmen Sie ruhig und langsam ein – langsam und ruhig wieder aus. Schauen Sie, ohne den Kopf zu bewegen, mit bewußt groß geöffneten Augen willentlich, bewußt, langsam weit über den Bildschirm hinweg, als würde ein Weg zu einem weit entfernten Wald führen, den Sie sich vorstellen (**Abb. 22**). Den Weg zum Bildschirm zurück bewußt und langsam wieder »heranschauen«. Mit groß geöffneten Augen bewußt und langsam weit weg zu dem gedachten Wald schauen, wieder bewußt und langsam zum Bildschirm »heranschauen«. Zwischendurch die Augen schließen und ausruhen lassen. Öfters langsam üben.

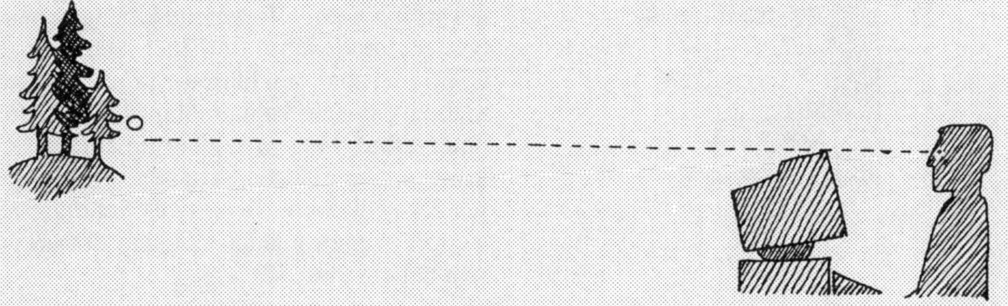

Abb. 22

Verschiedene belebende und für die Muskelpartie um die Augen aktivierende Augen- und Augenmuskelübungen:

**Ü:** Bodenkontakt und Hals-Kinn-Winkel beachten. Lippen leicht öffnen. Den Kopf ruhig halten. Mit Ihren bewußt groß geöffneten Augen ziehen Sie vom rechten äußeren Augenwinkel langsam und bewußt einen Bogen weit nach unten und zum linken äußeren Augenwinkel hinauf, darüber hinaus und nun vom linken Augenwinkel einen Bogen langsam weit nach unten, wieder hinauf zum rechten Augenwinkel und darüber hinaus. Bei diesem Halbkreis nach unten betonen Sie immer den Aufwärtszug des Blickes zu den Augenwinkeln und darüber hinaus. Öfters langsam üben und dazwischen die Augen schließen.

**Ü:** Bodenkontakt, in muskulär geordneter Körperhaltung und mit aufrechter Halswirbelsäule und Kopfhaltung. Lächeln! Ziehen Sie mit Ihren bewußt groß geöffneten Augen vom rechten äußeren Augenwinkel langsam und bewußt einen hohen nach oben gewölbten Bogen zum linken äußeren Augenwinkel. Mit groß geöffneten Augen wieder langsam in einem hohen nach oben gewölbten Bogen langsam und bewußt zum rechten äußeren Augenwinkel schauen. Bei dieser Übung bewußt das Aufwärtsschauen vom Augenwinkel aus betonen. Langsam und oft üben und zwischendurch die Augen schließen.

**Ü:** Bodenkontakt, auf den Hals-Kinn-Winkel achten und lächeln. Rahmen Sie mit groß geöffneten Augen bewußt und langsam Gegenstände unterschiedlicher Größe ein. Den Kopf und die Augenbrauen ruhig halten. Lassen Sie die bewußt geöffneten Augen in verschiedene Richtungen langsam rollen. Ihre groß geöffneten Augen schauen bewußt mit interessiertem Blick um ovale, runde, eckige und verschieden große Rahmen. Legen Sie Freude in Ihren Blick. Bewegen Sie die Augen auch in die andere Richtung. Bewußt und langsam mit den Augen Gegenstände einrahmen.

**Ü:** Auf Bodenkontakt und Hals-Kinn-Winkel achten und lächeln. Verfolgen Sie mit groß geöffneten Augen und mit interessiertem, aufmerksamem Blick bewußt einen gedachten, in verschiedene Richtungen springenden Ball, einen weit oder hoch geworfenen Ball oder, wie bei einem Tennismatch, einen Ball, der hin und her geschlagen wird. Die Augen in verschiedene Richtungen bewegen und bewußt schauen.

*Diese Übungen sind sehr gut für die Augen und wirken straffend auf Augen- und Gesichtsmuskeln!*

**Ü:** Auf Bodenkontakt und Hals-Kinn-Winkel achten. Lippen sind locker und lächeln. Bei der folgenden Übung zeichnen Sie mit Ihren Fingern langsam eine Brille um die Augen, und zwar so: Die Kuppen des Daumens und des Zeigefingers der jeweiligen Hand berühren sich, so daß sich zwei Kreise ergeben. Legen Sie nun diese Kreise mit den geschlossenen Fingerkuppen nebeneinander auf die Nasenwurzel (**Abb. 23**). Die Ellbogen weisen zur Seite. Schauen Sie nun mit bewußt groß geöffneten Augen und interessiertem Blick wie durch eine Brille. Bewegen Sie die beiden Kreise langsam ein kleines Stück über der Nasenwurzel (Brillensteg) bis zu den inneren Augenwinkel auseinander. Öffnen Sie langsam die Finger. Mit dem Öffnen der Zeigefinger nach oben werden die oberen Augenlider willentlich muskulär bewußt ebenfalls nach oben geöffnet. Mit dem Öffnen der Daumen nach unten werden die unteren Augenlider

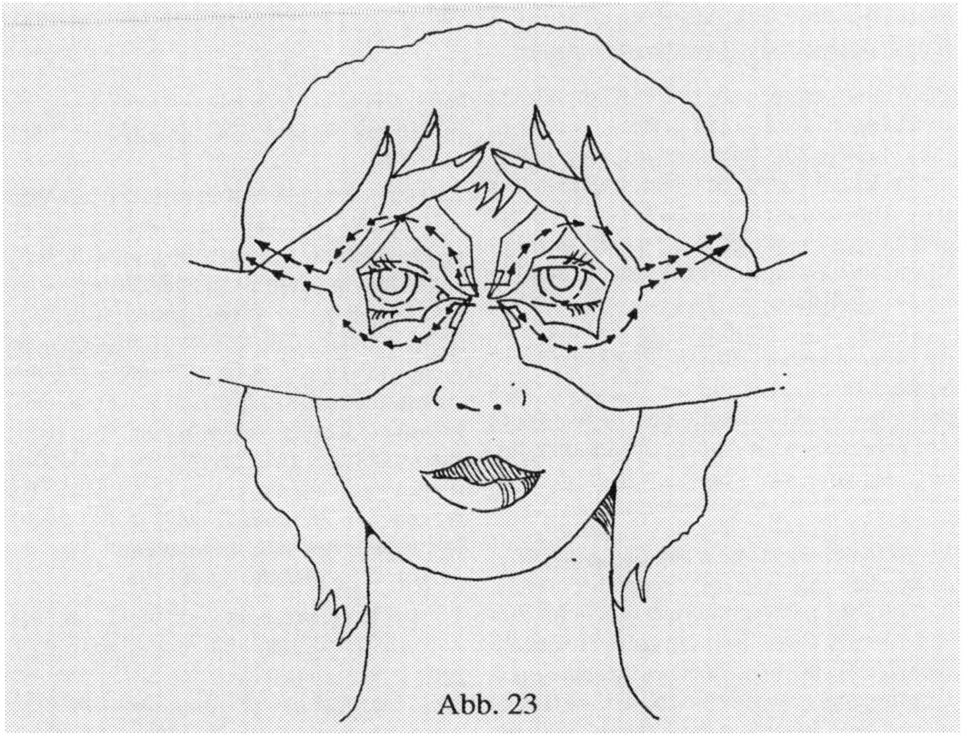

Abb. 23

gedanklich, willentlich muskulär nach unten geführt. Führen Sie nun die Finger langsam nach außen. Nehmen Sie bewußt die oberen und die unteren Augenringmuskeln gedanklich, willentlich muskulär mit den Auswärtsbewegungen Ihrer Finger mit, als würden Sie damit einen großen Brillenrahmen langsam um die Augen zeichnen. Im Bereich der äußeren Lidspalte, der Schläfe, schließen Sie Daumen und Zeigefinger wieder. Mit den geschlossenen Fingerkuppen ziehen Sie mit einem gedachten Brillenbügel gedanklich, willentlich muskulär die äußeren Lidspalten langsam weiter zu den Schläfen und über die Ohren in Richtung Hinterkopf. Die Augen sollten groß geöffnet bleiben und mit interessiertem Blick geradeaus schauen. Sie können im Bereich der Augenpartie die nach außen straffenden Muskelzüge fühlen. Verfolgen Sie das langsame Lösen der Muskelzüge. Öfters und langsam üben.

Konzentrieren Sie sich ganz bewußt auf diese muskuläre Bewegung. Mit groß geöffneten Augen erleben Sie beim gedanklich geführten, langsamen, muskulären Nachformen des Brillenrahmens den willentlich muskulären Auswärtszug der oberen und unteren Augenpartie und der Gesichtsmuskulatur, welche Sie mit Hilfe des Schläfenmuskels gedanklich, willentlich muskulär zum oberen Teil des Hinterkopfes langsam weiterführen. Dies ist wieder eine Übung, die Augen- und Gesichtsmuskeln strafft. Oft wiederholen.

**Ü:** Bodenkontakt, aufrechte Halswirbelsäule, Hals-Kinn-Winkel beachten. Das

Kinn und die Lippen weich halten und lächeln. Setzen Sie, wie bei der vorigen Übung, langsam die muskuläre Brille auf. Weiter auf den Hals-Kinn-Winkel achten, Lippen locker halten und lächeln. Bei der willentlich gedanklichen, langsamen muskulären Auswärtsbewegung der Finger und beim bewußten, langsamen Mitführen der oberen und unteren Augenringmuskeln und Augenlider nach außen (Brillenumrahmung) die Nase langsam von der Nasenwurzel über den Nasenrücken gedanklich muskulär langziehen, »Nase lang« = »Nakken lang« (Gesichtsmitte über den Nasenrücken bis zum Nasensteg gedanklich, muskulär herunterziehen – Wangen steigen muskulär hoch! Verziehen Sie dabei jedoch nicht das Gesicht!). Kinn und Lippen bleiben locker – lächeln. Langsam lösen und oft langsam üben. Diese sanften Muskelbewegungen zwischen muskulärem Beugen und Strecken im Gesicht bewußt mitverfolgen. Sehr oft langsam üben, erst dann kommt der Erfolg. Nur durch Üben wird man Meister.

**Ü:** Bodenkontakt, Körperhaltung und Hals-Kinn-Winkel beachten. Lächeln! Diese Brillenübung ähnelt den beiden vorangegangenen. Nur stellen Sie sich jetzt eine sehr große Brille (Skibrille) vor. Beim langsamen Nach-auswärts-rückwärts-Wandern der Finger und der muskulären Mitnahme der oberen und unteren Augenringmuskeln schließen Sie die Finger nicht mehr im Bereich Augenlid–Schläfen (ganz breite Brillenbügel), sondern weiten gedanklich, willentlich muskulär den Augenringmuskel über die Schläfen bis zu den Ohren und aufwärts bis zum Haaransatz aus. Führen Sie gedanklich den muskulären Zug langsam weiter zum Hinterkopf, als würden Sie die Brille muskulär hinten schließen (Hilfestellung: gedachte große Skibrille mit breitem Gummizug rückwärts schließen).

**Ü:** Bodenkontakt, Hals-Kinn-Winkel beachten. Lippen locker halten, Augen bewußt öffnen. Nun weiten Sie gedanklich, willentlich muskulär Ihre Augenringmuskeln langsam weit nach oben und langsam willentlich, gedanklich weit nach unten und breiten Sie den Augenringmuskel bewußt bis zu den Schläfen, zum Haaransatz und in Richtung Ohr aus. Denken Sie, Sie legen die Ohren langsam, willentlich muskulär an den Kopf an. Ziehen Sie gedanklich muskulär die Ohren langsam weit nach hinten. Langsam lösen. Öfters die Augenringmuskeln willentlich muskulär und langsam nach oben, nach unten und zu den Seiten hin ausbreiten.

Die folgenden Übungen aktivieren und beleben den gesamten Augenringmuskel. Das »Weit-von-sich-weg-Schauen« und der Panoramablick wirken »Krähenfüßen« entgegen, da zwischen Augenringmuskel und Schläfenmuskulatur eine muskuläre Verbindung besteht. Diese Übungen straffen die Schläfenpartie.

**Ü:** Hals-Kinn-Winkel einhalten. Augen sind groß geöffnet. Lippen locker halten! Stellen Sie sich vor, Sie weiten Ihren Augenringmuskel gedanklich muskulär, langsam weit nach oben, langsam weit nach unten und langsam weit zur Seite bis zu den Schläfen hin (seitwärts besteht eine »zarte« Verbindung des Augenringmuskels zum Schläfenmuskel). Weiten Sie den Augenringmuskel gleichzeitig langsam in alle Richtungen und versuchen Sie, bei groß geöffneten Augen diesen muskulären Zug einige Zeit zu halten. Nun versuchen Sie, mit interessiertem, aufmerksamem Blick in gerader Blickrichtung bewußt in die Ferne (auf einen Punkt) zu schauen und anschließend den Blick zu den Seiten hin zu weiten (Panoramablick). Schauen Sie bewußt! Langsam den Muskelzug lösen und öfters langsam üben. Der bewußt geübte »Panoramablick« in die Ferne wirkt straffend auf die Schläfenpartie und belebend auf die Augen.

**Ü:** Bodenkontakt, Hals-Kinn-Winkel beachten, Kinn und Lippen locker halten und lächeln. Den Schläfenmuskel (Temporalis) im Bereich der Schläfen gedanklich, willentlich muskulär langsam weit hinaufziehen. Sie spüren im Gesicht die Muskelstraffung nach oben. Langsam lösen. Öfters und langsam wiederholen.

**Ü:** Kinn und Lippen locker halten und lächeln. Den Schläfenmuskel (Temporalis) gedanklich, willentlich muskulär im Bereich der Schläfen langsam weit zur Seite über den Haaransatz ausbreiten. Sie spüren im Gesicht die Muskelstraffung nach außen. Langsam lösen. Öfters und langsam wiederholen.

**Ü:** Die beiden letzten Übungen verbinden. Langsam den Schläfenmuskel einmal willentlich muskulär nach oben führen. Langsam lösen. Langsam den Schläfenmuskel willentlich muskulär zur Seite ausbreiten. Langsam lösen. Öfters wiederholen.

Folgende Übungen dienen zur Kontrolle und zur richtigen Augenbrauenhaltung: sie glätten die Längsfalten auf der Stirne im Bereich zwischen den Augenbrauen – auch Zornfalten genannt. Der Muskel, der die Augenbrauen zusammenschiebt und für die Längsfalten zwischen den Augenbrauen verantwortlich ist, liegt unter dem Ringmuskel des Auges und zieht vom inneren Augenhöhlenrand schräg aufsteigend zur Haut der Augenbrauenmitte.
Bei den Übungen, bei denen die Finger zu Hilfe genommen werden, achten Sie darauf, daß Sie beide Oberarme waagrecht in Schulterhöhe anheben, die Ellbogen weisen dabei nach außen. Wenn die Ellbogen nach unten hängen, tendieren die Gesichtsmuskeln ebenfalls nach unten.
*Gerade bei den Gesichtsübungen sollten Sie, da sie ja letztendlich der Schönheit dienen, nie auf das Lächeln vergessen!*
Die ersten beiden Übungen dienen speziell der Beseitigung bzw. Straffung der »Zornfalten«:

Achten Sie bewußt darauf, daß die Augenbrauen weder hoch- noch zusammengezogen werden: die Augenbrauen gedanklich, willentlich muskulär langsam zu den Schläfen ziehen.

**Ü:** Bodenkontakt kontrollieren. Korrigieren Sie wieder die Körperhaltung und den Hals-Kinn-Winkel. Lippen locker halten. Lächeln! Legen Sie die beiden Mittelfingerkuppen leicht und sanft innen auf die Augenbrauen im Bereich der Nasenwurzel (die Ellbogen weisen nach außen). Ziehen Sie mit den Fingerkuppen die Augenbrauen ein winziges Stück mehrmals langsam sanft muskulär nach außen in Richtung Schläfen. Die Finger bleiben aber sanft auf den Augenbrauen und schleifen nicht über diese nach außen (**Abb. 24**).

**Ü:** Bodenkontakt, Hals-Kinn-Winkel beachten. Lächeln! Lassen Sie die beiden

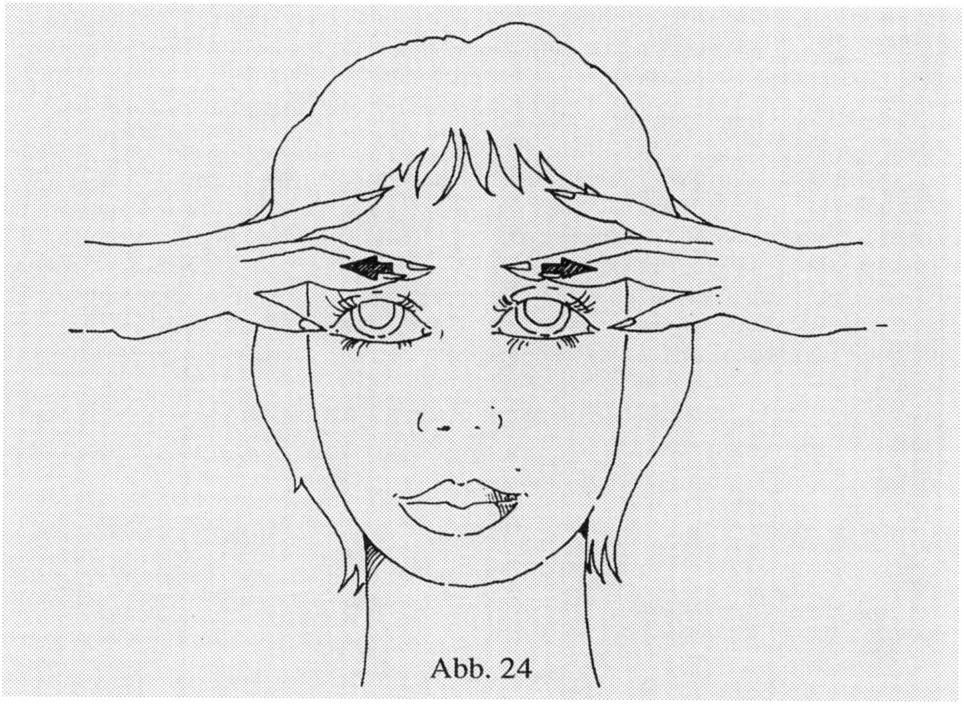

Abb. 24

Mittelfingerkuppen innen auf den Augenbrauen, jedoch nur ganz sanft und zart. Versuchen Sie, die Augenbrauen mit eigener Muskelkraft gedanklich, willentlich muskulär, langsam nach außen zu ziehen, ohne mit den Fingern nachzuhelfen. Die Finger sollten von den Augenbrauen mitbewegt werden. Sehr oft und langsam üben!

## Die folgende Übung wird ohne Zuhilfenahme der Finger, nur gedanklich, willentlich muskulär ausgeführt:

**Ü:** Die Augenbrauen langsam innen gedanklich, willentlich muskulär auseinanderziehen. Oft daran denken und langsam üben.

## Auch die folgenden Übungen glätten die Längsfalten zwischen den Augenbrauen:

**Ü:** Bodenkontakt und Körperhaltung kontrollieren. Augen bewußt öffnen. Ellbogen seitwärts anheben. Legen Sie die Mittelfinger innen auf die Augenbrauen, so daß sich die Mittelfingerkuppen zwischen den Augenbrauen an der Nasenwurzel berühren. Drücken Sie oft und sanft mit den Fingerkuppen, die zwischen den Augenbrauen bleiben, ohne die Haut zu verschieben, von der Nasenwurzel bis zur Mitte der Augenbrauen. Diese oft zu wiederholende Pumpbewegung bewirkt eine Belebung des Bereichs zwischen den Augenbrauen (Nasenwurzel – Längsfalten). Nach oftmaligem und intensivem Üben sind die Muskeln so aktiviert, daß es schwerfällt, die Augenbrauen zusammenzuschieben.

**Ü:** Die gleiche Übung nun nicht mit den Mittelfingerkuppen, sondern mit dem Handballen ausführen. Den Ellbogen seitwärts anheben und den Handballen auf die Nasenwurzel und auf die Innenseite der Augenbrauen legen. Nun drücken Sie oft und sanft mit dem Handballen, ohne die Haut zu verschieben, senkrecht auf die Augenbrauen und Nasenwurzel. Diese Pumpbewegung oft wiederholen. Auch bei dieser Übung werden die Muskeln so aktiviert, daß es schwerfällt, die Augenbrauen zusammenzuschieben.

**Ü:** Ziehen Sie langsam Ihre äußeren Augenbrauenenden gedanklich, willentlich muskulär nach außen und langsam schräg nach oben zum Haaransatz. Sie sollten die Muskelstraffung im Bereich der Schläfen nach außen spüren. Langsam und bewußt lösen. Oft und langsam üben!

Lassen Sie Ihre muskulär geöffneten Augen bewußt strahlen und lächeln. Nach öfterem Üben werden Sie mit der Zeit die positive und jugendlichere Veränderung im Augenbereich feststellen!

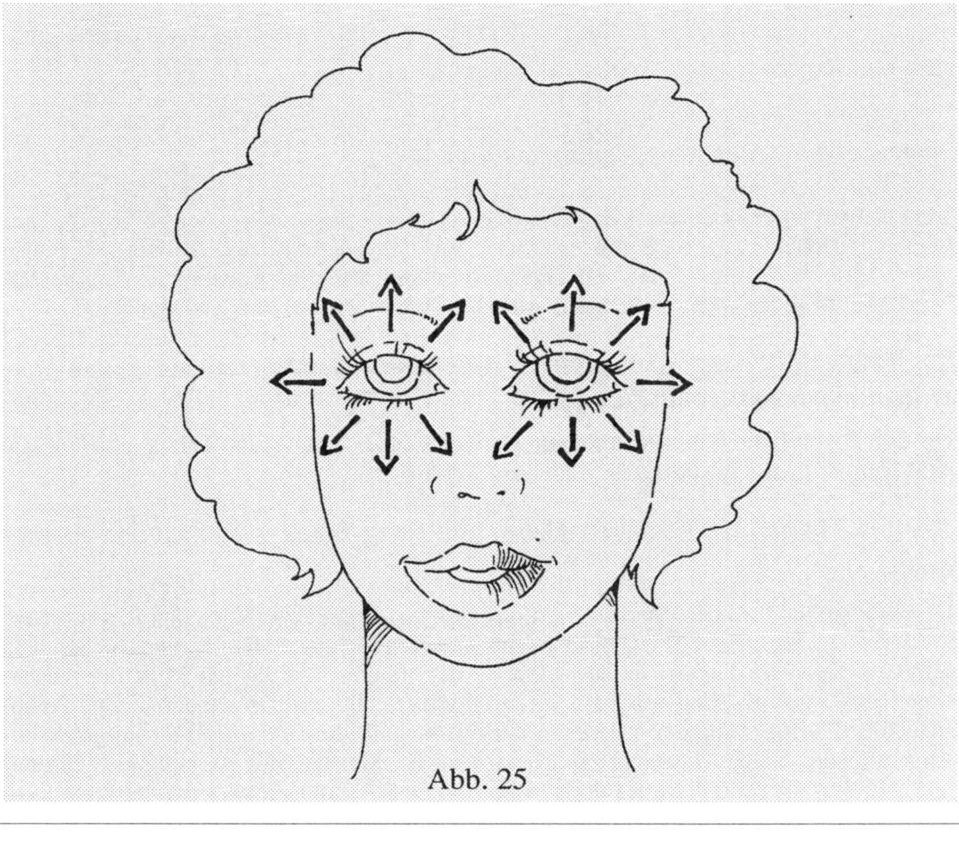

Abb. 25

**Ü:** Bodenkontakt, aufrechte Körperhaltung und geordneten Hals-Kinn-Winkel einhalten. Öffnen Sie bewußt groß die Augen und schauen Sie mit interessiertem, aufmerksamem Blick. Weiten Sie die Augenringmuskeln (**Abb. 25**). Die Lippen sind leicht geöffnet und lächeln. Probieren Sie, mit den bewußt weit geöffneten Augen glücklich oder fröhlich zu strahlen: lächeln Sie mit den Augen. Versuchen Sie, mit Ihren groß geöffneten Augen bewußt langsam nach oben, bewußt langsam nach unten und bewußt langsam zur Seite zu strahlen. Lassen Sie Ihre groß geöffneten Augen und Pupillen bewußt in alle Richtungen herzlich strahlen. Der Blick soll nicht starr sein, sondern so aussehen wie beim Lächeln: ein aus dem Herzen kommendes, freudiges, wärmendes Strahlen. Sie werden merken, wie das ganze Gesicht vom Strahlen Ihrer Augen erfaßt wird. Dieses Strahlen sollte aus Ihrem Innersten kommen; versuchen Sie, Ihr Innerstes (Ihr Herz) zu öffnen. Sie können beobachten, wie sich Ihr Brustkorb muskulär vorne weitet. Die Lippen können nicht mehr fest geschlossen sein, sondern beginnen zu lächeln. Selbst die Zunge ist in Streckung und an den Gaumen gedrückt. Die Gesichtskonturen werden dabei angehoben, das Gesicht wird besser durchblutet und ist muskulär gestrafft. Außerdem kommt der Körper in eine harmonische, positive Muskelaktivität, und Ihr Aussehen wirkt jünger.

Beginnen Sie Ihren Tag positiv mit einem Lächeln und einem bewußt fröhlichen und strahlenden Blick in den Spiegel!

So können Sie Ihr Gesicht von morgens bis in den Abend immer wieder muskulär straffen und erfrischen!

Stellen Sie sich vor den Spiegel, öffnen Sie die Lippen und versuchen Sie, Ihr Spiegelbild fröhlich anzulächeln. Sollte es Ihnen schwerfallen, Ihr Gesicht morgens, während des Tages oder abends, wenn Sie ausgehen wollen, »in den Griff zu bekommen«, öffnen Sie bewußt groß die Augen und schauen Sie sich mit einem interessierten und aufmerksamen Blick an. Gleichzeitig versuchen Sie ein herzliches Lächeln, probieren Sie, auch mit den Augen zu lächeln und bewußt fröhlich zu strahlen. Sollte Ihnen das noch immer schwer fallen, dann führen Sie folgende *Ismakogie*-Übungen aus:

Zuerst Lippen leicht öffnen und willentlich lächeln. Nun versuchen Sie, mit Hilfe der gestreckten Finger beider Hände die Augenlider gedanklich, willentlich muskulär und langsam weit nach oben zu heben (siehe Seite 47–50). Mit groß geöffneten Augen bewußt und langsam weit nach rechts und bewußt und langsam weit nach links schauen. Von den äußeren Augenwinkeln langsam und bewußt weit nach rechts und hinauf- und langsam und bewußt weit nach links und hinaufschauen. Mit Hilfe der Hände die Ohren langsam weit nach oben ziehen und bewußt von oben hören. Die Ohren langsam weit nach hinten führen und bewußt von weit hinten hören (siehe Seite 103–105) usw.

Nach diesen gesichtsstraffenden Übungen schauen Sie bewußt mit groß geöffneten Augen und lächelnden Lippen in den Spiegel. Jetzt wird es Ihnen sicherlich leichter fallen, sich mit den Augen und Lippen von ganzem Herzen fröhlicher anzustrahlen. Sie werden bemerken, wie Ihr Gesicht sich positiv verändert, wie es vorteilhafter wirkt und muskulär aus dem morgendlich noch verschlafenen Gesicht oder nach einem anstrengenden Arbeitstag ein müdes Gesicht sich zu einem muskulär gestrafften Gesicht mit offenem Blick und strahlendem Aussehen entwickelt. Dadurch wirken Sie jugendlicher. Nun kann die Gesichtspflege einsetzen.

Dieses positive und aufbauende Aktivieren des Gesichts sollte zur täglichen Morgen- und Abendpflege gehören wie das Zähneputzen. Beim Händewaschen vor dem Spiegel sollten Sie sich zumindest mit groß geöffneten Augen anstrahlen und sich herzlich anlächeln – dadurch wird vieles leichter! So können Sie sich unabhängig von der Tageszeit immer wieder beleben. Ihr Gesichtsausdruck verändert sich zur positiven Ausstrahlung.

# Der Kiefer

Der Kiefer teilt sich in Ober- und Unterkiefer. Sie werden durch die Kiefergelenke verbunden und durch viele Muskeln gehalten, die Bewegungen in mehrere Richtungen erlauben, nämlich:

- heben und senken,
- vor- und zurückschieben,
- Rotations- und Mahlbewegungen nach rechts und links.

In Normalstellung sind die Kiefer nicht ganz geschlossen. Sie werden muskulär in dieser Stellung gehalten. Die Motoren für die Arbeit des Unterkiefers gegen den Oberkiefer sind die Kaumuskeln, dazu gehören (**Abb. 26**):

- der Kaumuskel,
- der Schläfenmuskel,
- der innere und seitliche (äußere) Flügelmuskel.

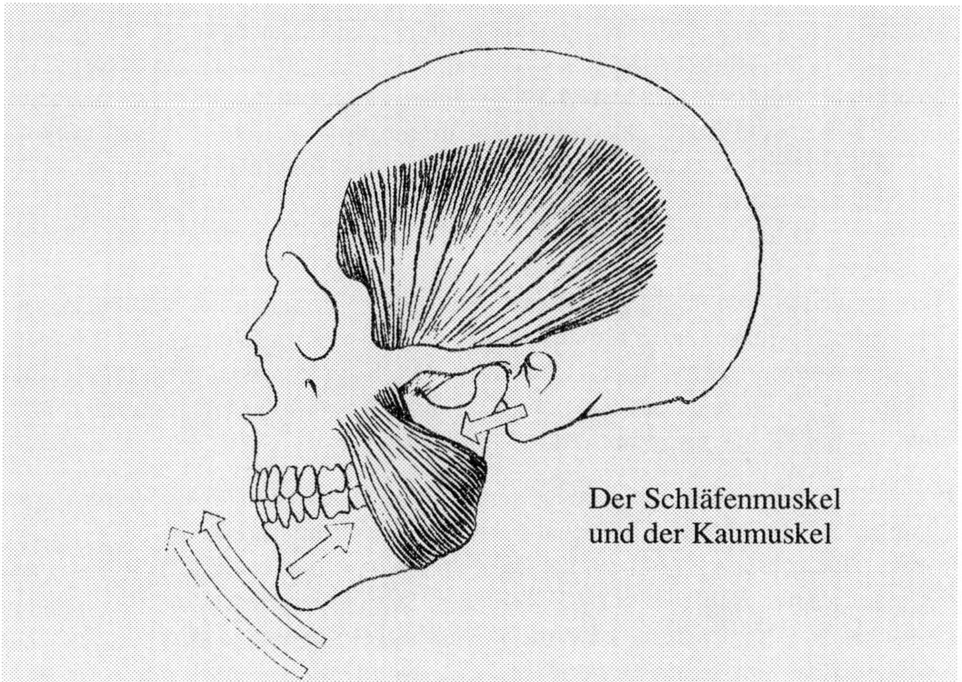


Abb. 26

Das Öffnen der Kiefer wird zum einen durch die Schwerkraft, zum anderen durch den Halshautmuskel (Platysma), den seitlichen (äußeren) Flügelmuskel sowie durch den oberen Zungenbeinmuskel durchgeführt.

Die Kaumuskeln gehören zu den leistungsstärksten Muskeln überhaupt. Sie entwickeln im Bereich der Mahlzähne einen Kaudruck von 72 kg, bei den Schneidezähnen immerhin noch 20 kg. Sie sind sogar, wenn die Zähne aufeinandergepreßt werden, nicht ganz kontrahiert.
Der Kiefer ist ein Gelenk, das wir leider als viel zu selbstverständlich erachten, deshalb vergessen wir oft auf die muskuläre Führung.
Es ist sehr wichtig, darauf zu achten, daß nicht nur auf einer Kieferseite gekaut wird, da sonst die Kau- und Gesichtsmuskulatur einseitig beansprucht und aktiviert wird. Daher auf beiden Kieferseiten gleichmäßig kauen! Schwerkraft und schlaffe Muskeln können dazu führen, daß der Kiefer kraftlos zu hängen beginnt. Das muskuläre Halten ist von großer Wichtigkeit. Der Ausdruck »den Mund halten« kommt also nicht von ungefähr. Hängt der Kiefer, beginnen sich die Gesichtsmuskeln zu dehnen, und das Gesicht sinkt ab.
Von den ersten Lebenstagen an ist bei unserem Kiefer auf eine richtige Entwicklung zu achten. Falsche Schnuller und zu viel Flaschennahrung können Fehlentwicklungen hervorrufen, die im späteren Leben die gesamte Gesichtsmuskulatur negativ beeinflussen. Fehlstellungen führen dazu, daß sich die Gesichtsmuskeln aufgrund falscher Belastungen unterschiedlich stark entwikkeln und deshalb das Gesicht nicht symmetrisch erscheint.
Die Kiefergelenke, die höchstgelegenen Gelenke des Körpers, sind aneinander gekoppelt, d. h., was die eine Seite tut, muß auch die andere in irgendeiner Weise tun.
Nun kann es vorkommen, daß Menschen, um Probleme zu zermahlen, besonders in der Nacht mit den Zähnen knirschen. Dieses Knirschen setzt die Gelenke einem unnatürlichen, hohen Druck aus. Der Kaumuskel ist schließlich einer der stärksten Muskeln des Körpers. Die *Ismakogie* hilft uns, den Kiefer bewußt muskulär zu führen und zu halten.

Ein wichtiger Punkt ist auch die Belebung des Zahnfleisches. Die *Ismakogie*-Übungen haben großen Einfluß auf die Durchblutung und die Kräftigung des Kiefers. Da sich am Knochen die sogenannte Beinhaut befindet, die unter anderem aus einer zell- und blutgefäßreichen Schicht besteht, wirkt die aktivere Durchblutung bis in diesen Bereich. Bestimmte Übungen können auch zur Unterstützung der Mundhygiene und der Zahnfleischpflege eingesetzt werden.

Da die Bewegungsabläufe sehr schwer beschrieben werden können, sind diese Übungen nicht leicht nachvollziehbar. Nehmen Sie sich Zeit zum Üben! Konzentration und bewußtes Mitdenken mit den Muskelbewegungen, das oftmalige Wiederholen und das langsame Ausführen sind dabei eine absolute Notwendigkeit für den Erfolg.
Beobachten Sie, wie eine schlechte Körperhaltung, ob im Stehen oder Sitzen, auch die Kieferhaltung negativ beeinflußt.
Den Bodenkontakt besonders am Fußaußenrand (muskulärer Aufwärtszug bis zum Kiefergelenk) bewußt einhalten und verstärken!
Sie stehen oder sitzen mit muskulär aufrecht gehaltener Wirbelsäule und achten auf den Hals-Kinn-Winkel. Die Augen sind bewußt groß, und die Lippen sind leicht geöffnet. Zähne nicht geschlossen halten! Sie können dabei spüren, wie auch der Unterkiefer muskulär nach oben gehalten wird. Beim langsamen Loslassen des Bodenkontakts und der Körperhaltung können Sie beobachten, wie der muskuläre Halt im Unterkiefer verlorengeht. Beim lässigen Sitzen und Stehen kann man spüren, wie der Unterkiefer nicht mehr so bewußt muskulär gehalten ist und der Schwerkraft folgend nach unten zieht.

Ausgangsstellung aller Übungen ist immer der Bodenkontakt, die muskulär aufrechte Körperhaltung und der Hals-Kinn-Winkel. Das Kinn und die Lippen sind leicht geöffnet und lächeln!
Sehr wichtig ist das bewußte muskuläre Halten des Unterkiefers. Durch das Nachlassen der Muskelaktivitäten wird im zunehmenden Alter der Unterkiefer durch die Schwerkraft nach unten gezogen. Daher sind bewußtes Kauen, deutliches und bewußtes Sprechen, Singen und vor allem das willentlich muskuläre Üben sehr wirksam zur Belebung und Kräftigung der Kiefer- und Kiefergelenksmuskeln. Gleichzeitig werden die Gesichtsmuskeln aktiviert, die wiederum muskuläre Verbindungen zum Kiefer haben. Kiefergelenke und der Ohrenbereich liegen nahe beisammen, daher beleben die Kieferübungen auch muskulär den Bereich in und außerhalb des Ohres. Die Übungen beeinflussen auch muskelstraffend den unteren Kinnbereich und wirken daher einem Doppelkinn entgegen.

Wie bisher, ist es auch bei den folgenden Übungen besonders wichtig, immer daran zu denken, daß der Bodenkontakt und die geordnete und aufrechte Körperhaltung sowie der Hals-Kinn-Winkel eingehalten werden. Das Kinn vorne locker (Muskel Mentalis) und die Lippen weich halten! Mit leicht geöffneten Lippen und mit einem Lächeln werden die Übungen bewußt und langsam muskulär ausgeführt.

**Ü:** Legen Sie die Mittelfingerkuppen knapp vor den Ohren in Gehörgangshöhe auf die Kiefergelenke und erleben Sie bewußt ihren Mechanismus. Heben und senken Sie langsam ein wenig den Unterkiefer (ist der Unterkiefer unten, fühlt man ein Grübchen, beim Schließen verschwindet es). Schieben Sie den Unterkiefer langsam ein wenig nach links, langsam wenig nach rechts, langsam ein wenig nach vor. Danach den Unterkiefer willentlich, bewußt langsam, muskulär in die Ausgangsstellung zurückführen. Kreisen Sie langsam mit dem Unterkiefer klein und sanft einmal von rechts nach links, dann langsam und sanft von links nach rechts. All diese Bewegungen sind zum Beispiel beim Kauen nötig, um die Nahrung vollständig zu zermahlen.

**Ü:** Bodenkontakt, aufrechte Körperhaltung und Hals-Kinn-Winkel beachten! Kinn und Lippen locker halten und lächeln! Die Augen sind bewußt geöffnet. Legen Sie die Fingerkuppen sanft an die Schläfen (Bereich Schläfengrube). Drücken Sie die Mahlzähne öfters langsam zusammen, so als würden Sie etwas Festes langsam zerbeißen. Die Zunge führen Sie sanft an den Gaumen. Langsam die willentlichen Kaubewegungen wiederholen. Erleben Sie unter Ihren Fingerkuppen bewußt die Muskeltätigkeit im Schläfenbereich. Diese Übung beeinflußt die Gesichtsmuskeln positiv. Die Wangen werden angehoben. Beim faulen, trägen Kauen spüren Sie bei den Schläfen keinen bewußten Muskeleinsatz. Daher bewußt Kauen! Langsam und bewußt lösen. Öfters die bewußten Kaubewegungen langsam wiederholen.

**Ü:** Bodenkontakt verstärken, Körperhaltung ordnen, das Kinn locker halten, die Lippen sind weich und leicht geöffnet. Legen Sie den rechten Handrücken von unten sanft auf den Unterkiefer (Mundboden). Beachten Sie die Einhaltung des rechten Winkels zwischen Hals und Kinn. Schieben Sie mit dem Unterkiefer den Handrücken mit einer Kleinstbewegung (1/2 cm) langsam nach unten. Der Handrücken bietet einen leichten Widerstand und führt den Unterkiefer wieder langsam nach oben, langsam wiederholen (**Abb. 27**).

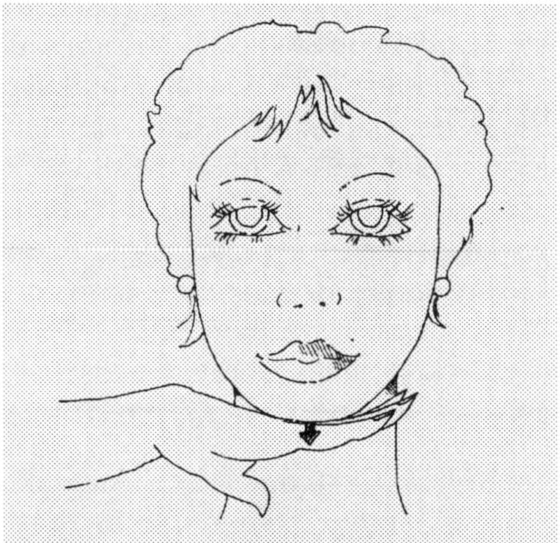

Abb. 27

**Ü:** Bodenkontakt, Körperhaltung ordnen, Hals-Kinn-Winkel beachten. Das Kinn weich halten und die Lippen leicht geöffnet halten. Lächeln! Schieben Sie nun den Unterkiefer bewußt und langsam in Richtung Ohren zurück. Den Unterkiefer langsam, willentlich muskulär und bewußt anheben. Langsam den muskulären Zug wieder lösen. Öfters und langsam wiederholen.

**Ü:** Bodenkontakt. Auf geordnete Körperhaltung und Hals-Kinn-Winkel achten. Das Kinn und die Lippen weich halten. Die Lippen und der Unterkiefer sind leicht geöffnet. Den Unterkiefer gedanklich, willentlich muskulär zum Kiefergelenk millimeterweise langsam hinauf anheben. Bewußt in Richtung Ohr langsam muskulär ein wenig zurückführen. Beim langsamen, bewußten Loslassen können Sie den

Abwärtszug im Unterkiefer spüren. Oft und langsam üben.

**Ü:** Auf den Hals-Kinn-Winkel achten. Kinn und Lippen locker halten. Lippen und Kiefer sind leicht geöffnet. Lächeln! Den Unterkiefer willentlich muskulär sanft nach hinten schieben und langsam muskulär anheben. Sie spüren, wie die Halswirbelsäule als »langer Nacken« gestreckt ist. Beim langsamen Lösen im Unterkiefer entsteht der »kurze Nacken«.

**Ü:** Bodenkontakt. Körperhaltung ordnen und Hals-Kinn-Winkel beachten. Kinn und Lippen locker halten. Die Lippen sind leicht geöffnet. Lächeln. Führen Sie Ihren Unterkiefer hinten im Bereich der Mahlzähne langsam muskulär nach oben und denken Sie ihn langsam muskulär in Richtung Ohren. Langsam und bewußt lösen. Öfters und langsam üben.

**Ü:** Bodenkontakt und Hals-Kinn-Winkel beachten. Kinn und Lippen weich halten. Lächeln. Heben Sie die Arme. Die Ellbogen zeigen schräg nach außen. Die Handflächen weisen zum Körper. Die gestreckten Finger zeigen nach oben. Die gestreckten Finger halten Sie außen zum Unterkiefer, ohne die Haut zu berühren. Versuchen Sie, mit Hilfe der gestreckten Finger gedanklich, willentlich den Unterkiefer und den Kaumuskel langsam und bewußt muskulär nach oben zum Kiefergelenk zu führen und den Schläfenmuskel weiter willentlich muskulär weit nach oben zu ziehen. Halten Sie den Muskelzug und spüren Sie im Gesicht die Muskelaufwärtsstraffung und den muskulären Halt im Kiefergelenk. Fühlen Sie beim langsamen Lösen, wie der Muskelzug im Gesicht abfließt und der Kiefer hinunterzieht. Öfters und langsam wiederholen.

**Ü:** *Ismakogie*-Haltung! Kinn und Lippen locker halten. Nun versuchen Sie, ohne Zuhilfenahme der Hände, gedanklich, willentlich muskulär den Unterkiefer und den Kaumuskel bewußt nach oben zu führen. Den Schläfenmuskel willentlich muskulär weiter nach oben ziehen. Sie spüren den muskulären Halt im Kiefergelenk und die seitliche Straffung im Gesicht. Langsam und bewußt lösen. Öfters und langsam wiederholen.

**Ü:** Bodenkontakt, Körperhaltung und Hals-Kinn-Winkel kontrollieren. Kinn und Lippen weich halten. Augen bewußt öffnen. Die Arme anheben. Ellbogen weisen nach außen. Sie heben die Hände zum Kiefergelenk vor den Ohren in Gehörganghöhe. Die gestreckten Daumen und Zeigefinger langsam und bewußt zueinanderführen, als würden Sie mit Ihren Fingern das Kiefergelenk zusammendrücken und es mit Daumen und Zeigefingerkuppen festhalten. Nun denken Sie den Kaumuskel, vom Unterkiefer aus, willentlich muskulär und langsam nach oben zum Kiefergelenk. Den Schläfenmuskel ziehen Sie gedanklich muskulär weit nach oben. Halten Sie den Zug und spüren Sie die muskuläre Straffung im Gesicht und den Halt zum Kiefergelenk. Um den Unterschied der Straffung bewußt zu spüren, öffnen Sie langsam nur den rechten Daumen und Zeigefinger. Lassen Sie den Muskelzug im rechten Kieferbereich langsam los. Nun können Sie den Unterschied bewußt wahrnehmen: das Kiefergelenk ist nicht mehr so muskulär gehalten, und die rechte Gesichtsmuskulatur zieht abwärts. Anschließend lösen Sie langsam den linken Daumen und Zeigefinger. Auch hier können Sie den Abwärtszug fühlen. Öfters langsam mit Daumen und Zeigefinger diese Übung zur Festigung des Kiefergelenks wiederholen.

**Ü:** Aufrechte und geordnete Körperhaltung einnehmen. Hals-Kinn-Winkel beachten. Kinn und Lippen weich halten. Mund und Kiefer sind leicht geöffnet. Lächeln Sie! Stellen Sie sich je einen kleinen Schaumgummiball zwischen Ihren hinteren Zähnen (Mahlzähnen) vor. Heben Sie nun langsam, ohne die Gesichtsmuskulatur oder den Mund zu verziehen, willentlich muskulär den Unterkiefer senkrecht gegen die gedachten Bälle nach oben (aber den Unterkiefer nicht ganz schließen!). Die Lippen bleiben jedoch leicht geöffnet und lächeln. Spüren Sie den muskulär kräftigenden Halt im Kiefergelenk. Fühlen Sie den Muskelzug langsam und bewußt im Gesicht aufsteigen (Zug in den Schläfen wird spürbar) – Kontrolle mit den Fingern! Das langsame, bewußte Lösen gedanklich mitverfolgen.

**Ü:** Bodenkontakt und Hals-Kinn-Winkel kontrollieren. Kinn und Lippen weich halten. Die Lippen und der Kiefer bleiben leicht geöffnet. Mit Ihren Mahlzähnen beißen Sie hinten langsam, gedanklich muskulär auf einen gedachten Widerstand. Sie spüren, wie sich die Schläfen festigen. Nun ziehen Sie dazu willentlich muskulär den Schläfenmuskel langsam hinauf. Langsam lösen. Öfters wiederholen. Bewußtes Kauen kräftigt muskulär das Kiefergelenk und aktiviert Ihre Gesichtsmuskeln. Daher immer bewußt Kauen!

Bei der folgenden »Buchstaben-Übung« ist es sehr wichtig, den Kiefer ganz bewußt muskulär einzusetzen:

**Ü:** Bodenkontakt. Aufrechte Körperhaltung und den Hals-Kinn-Winkel ordnen, Kinn und Lippen weich halten. Die Lippen leicht öffnen, lächeln. Sprechen Sie willentlich ein langsam langgezogenes »N«, indem Sie den Ton langsam aus dem Bauchraum holen, die Stimmlage beim Aufwärtsdenken anheben und den Kiefer leicht schließen. Verstärken Sie gleichzeitig beim Aufwärtsdenken des »N« langsam den Bodenkontakt und lassen Sie die Wirbelsäule langsam und bewußt aus dem Becken herauswachsen. Wenn das »N« den Kopf erreicht hat, ist der Nacken langgezogen, die Gesichtsmuskeln (Wangen) sind angehoben, die Zunge ist an den Gaumen gedrückt und der Körper in Streckung. Lösen Sie diese Spannung, indem Sie ein erleichterndes »A« langsam sprechen und den Kiefer leicht öffnen. Der Körper und das Gesicht gehen dabei in die muskuläre Beugung, die Zunge hat sich vom Gaumen gelöst, und der Nacken ist kurz, jedoch nur bis zur normalen, muskulär geordneten geraden Haltung (den Körper nicht in sich zusammensinken lassen!). Beginnen Sie wieder langsam vom Bodenkontakt aufwärts mit dem willentlich gedachten oder gesprochenen »N« (Kiefer sanft schließen, jedoch nicht zusammenpressen!), und entspannen Sie sich mit einem langsam gedachten oder langsam gesprochenen »A« (Kiefer leicht öffnen). Erleben Sie bewußt den Auf- und Abwärtszug der Muskeln beim Sprechen der jeweiligen Buchstaben, das Muskelspiel zwischen Beugen und Strecken.

**Ü:** Bodenkontakt und Hals-Kinn-Winkel beachten. Das Kinn vorne locker halten. Die Lippen sind weich und leicht geöffnet. Lächeln. Langsam ein »N« denken. Dabei das muskulär weich gehaltene Kinn breit denken. Die Wangen können muskulär hochgeführt werden. Sie spüren den muskulären Aufwärtszug. Langsam lösen.

**Ü:** Sie können das langgezogene »N« langsam vom Bodenkontakt aufwärts bewußt denken. Sie denken auch beim langsamen Lösen bewußt und langsam ein langgezogenes »A«.

**Ü:** Bodenkontakt und Hals-Kinn-Winkel beachten. Denken oder sprechen Sie ein langsam langgezogenes »N« und lassen Sie gleichzeitig bewußt ein leises Lächeln Ihre Lippen umspielen.

**Die Wirkung der »Buchstaben-Übung« auf den Körper:**

| *Ein langsam gesprochenes oder ein langsam gedachtes »N«* | *Ein langsam gesprochenes oder ein langsam gedachtes »A«* |
|---|---|
| Bodenkontakt verstärkt | Bodenkontakt leicht gelöst |
| Körper schmal(schlank) | Körper breit |
| Kiefer leicht geschlossen | Kiefer leicht geöffnet |
| Zunge ist am Gaumen | Zunge liegt im Mundboden |
| Obergesicht, Stirne vorne | Untergesicht, Kinn vorne |
| Halswirbelsäule gestreckt | Halswirbelsäule leicht gebeugt |

Sie können bei dieser Übung einen dritten Buchstaben, nämlich das »T«, einbauen. Das »T« stellt dann das Sprungbrett zum »A« dar und wird zwischen »N« und »A« eingeschoben, und zwar so: wenn der Körper durch das »N« die volle Streckung erreicht hat, sprechen Sie langsam ein »TA« zur Entspannung, aber mit einem bewußten, festen und harten »T«. Lassen Sie den Körper nach der aufgebauten Streckung mit dem aufstrebenden »N« so richtig in das »TA« hineinfließen, jedoch nicht absinken, sondern führen Sie den Körper in die entspannte, aber dennoch aufrechte muskuläre Ismakogie-Haltung.

| »N« | »T« | »A« |
|---|---|---|
| über Bodenkontakt | Sprungbrett | Lösen |
| Aufwärtszug zur Streckung | | Muskulärer Zug in die Breitspannung |

Als unterhaltsame Kombination dieser wichtigen Buchstaben hat sich, wie in der nächsten Übung zu sehen ist, ein Satz entwickelt. »N« und »A« sollen im Wechsel langsam und bewußt gesprochen werden. Der Kiefer soll langsam und bewußt senkrecht auf und ab bewegt werden:

**Ü:** Bodenkontakt, aufrechte Körperhaltung, den Hals-Kinn-Winkel beachten. Kinn und Lippen weich halten. Folgenden Satz bewußt und langsam sprechen (Aaa–Nnnn–Aaa): »Anna Tant' – Hand am Kannenrand verbrannt – arme Anna Tant'«.

Es ist hier sehr wichtig, die Kiefer bewußt und langsam zu betätigen, das heißt, bei jedem Buchstaben langsam und bewußt die Kiefer zu öffnen bzw. langsam und bewußt zu schließen. Achten Sie bei diesem Satz auch auf den ständigen Wechsel von ganzkörperlicher muskulärer Streckung und muskulärer Beugung (»N« = Aufwärtszug-Streckung; »A« = Beugung oder Breitspannung). Beim Sprechen sollte sich der Unterkiefer senkrecht und bewußt auf und ab bewegen. Ihre Stimme wird auch lauter und sicherer, wenn Sie die Töne im Rachenraum und nicht vorne an der Zungenspitze bilden, da sich hinten ein viel größerer Resonanzraum ergibt. Außerdem sind nicht nur die mimischen, sondern auch andere Muskeln am Sprechakt beteiligt.

Obwohl das »I« bei den folgenden Übungen nicht ausschließlich etwas mit dem Kiefer an sich zu tun hat, muß es als »Schönheitsbuchstabe« in Verbindung mit den oben angeführten Buchstaben erwähnt werden. Die nachfolgende Übung ist somit auch als Schönheitsübung für das Gesicht und den Körper zu bezeichnen. Der Körper kommt durch das »Iiiii« in die muskuläre Streckung oder Schlankspannung:

**Ü:** Bodenkontakt und den Hals-Kinn-Winkel ordnen. Kinn und Lippen weich halten. Die Lippen sind leicht geöffnet und lächeln. Bei dieser Übung handelt es sich um den langsam gesprochenen Schönheitsbuchstaben »I«. Er vermag den Körper – ähnlich wie das langsam gesprochene »N« – in Streckung (Längs- und Schlankspannung) zu bringen. Üben Sie mit dem Wörtchen »zieht«. Beachten Sie, daß Sie den Mund beim Üben nicht verziehen. Sprechen Sie langsam ein leises »Z« und lassen Sie dann bewußt langsam das langgezogene »Iiiii« gedanklich, willentlich muskulär vom verstärkten Bodenkontakt über die muskulär gehaltene Mitte und muskulär aufrecht geordnete Wirbelsäule langsam und muskulär nach oben in das Gesicht aufsteigen. Die Lippen sind leicht geöffnet und lächeln. Hat das »I« den Kopf (Gesicht) erreicht, ist der Körper und das Gesicht in Streckung, die Wangen sind angehoben. Der letzte Buchstabe von »Ziiiiieh-T«– nämlich das bewußt gesprochene »T« – bringt den Körper wieder zur Entspannung.

**Ü:** Üben Sie nun abwechselnd mit dem langsam gesprochenen Buchstaben »I« und mit dem langsam gesprochenen Buchstaben »N«. Erleben Sie dabei bewußt Ihren Körper. Sie müßten beim langsam gesprochenen »N« einen breiteren muskulären Körperaufwärtszug wahrnehmen, der auch bis zu den Schultern und über die Halswirbelsäule aufwärts bis in das Gesicht fließt.

Beim langsam gesprochenen »I« fließt der muskuläre Aufwärtszug vom Bodenkontakt über die Körpermitte und die Wirbelsäule hoch. Sie können beim langsam gesprochenen »I« den Muskelzug auch weiter über die Streckung der Halswirbelsäule aufwärts bis in das Gesicht spüren. Die Wangen sind angehoben. Natürlich sollen Sie, nach anfänglichem lauten Sprechen, die Buchstaben nur gedanklich, ohne lautes Mitsprechen, im Körper langsam muskulär hinaufwandern lassen und den Körper in die muskuläre Streckung bringen. Zuerst üben Sie jedoch immer laut.

Um sich Mut oder Selbstvertrauen einzuflößen, sollte jeder für sich einen wichtigen Satz aus der *Ismakogie* verwenden. Fühlen Sie im Bereich der Kiefergelenke bewußt die senkrechten Auf- und Abbewegungen. Denken oder sprechen Sie deutlich, langsam und bewußt:

**»Kann ich? – Ja, ich kann!«**

Die folgende Übung ist nicht nur eine Ganzkörperübung, sondern außerdem auch eine bewußt muskulär ausgeführte Kiefer- und Gesichtsmuskelübung:

**Ü:** Aufrechte Körperhaltung, Bodenkontakt und Hals-Kinn-Winkel einhalten. Kinn und Lippen locker halten. Nicht vergessen zu lächeln. Legen Sie wieder die Mittelfingerkuppen in Gehörgangshöhe knapp vor den Ohren auf die Kiefergelenke. Sprechen Sie nun diesen Satz ganz langsam, bewußt und deutlich. Öffnen bzw. schließen Sie senkrecht bei jedem Buchstaben bewußt die Kiefer und kontrollieren Sie diese Bewegungen mit den Fingerkuppen. Setzen Sie das oben Erlernte vom Bodenkontakt aus ganzkörperlich bei den einzelnen Buchstaben bewußt ein. Langsame Aufwärtszüge bei »N« und »I« in die Streckung – und langsame Entspannung beim »A«: **»Kann ich? – Ja, ich kann!«**

Versuchen Sie, die bewußte Aussprache, die Sie hier sicher etwas übertrieben praktiziert haben, in den täglichen Sprachgebrauch zu übernehmen. Die Kiefergelenke sollen ja schließlich auch bewußt bewegt werden, um die muskuläre Festigung im Kiefergelenk zu erhalten. Durch eine laute und deutliche Aussprache versteht man Sie in Ihrer Umgebung besser, und Sie vermögen andere Leute leichter anzusprechen und zu überzeugen.

Die folgenden Übungen »Dehnen eines Gummibands« wirken belebend und festigend auf den Bereich Kiefer und Zahnfleisch sowie auf den Halt der Zähne und der Kiefergelenke. Sie haben zugleich einen positiven Einfluß auf die Gesichtsmuskulatur.

**Ü:** Aufrechte Haltung, Bodenkontakt beachten! Halten Sie in Höhe des Brustkorbes mit Daumen, Zeige- und Mittelfinger beider Hände ein kurzes und kräftiges Gummiband (ev. Gummi vom Kompottglas) fest. Die Ellbogen weisen waagrecht zur Seite. Dehnen und spannen Sie das Gummiband langsam, und lassen Sie langsam die Spannung im Gummi los. Wenn Sie von neuem das Gummiband in Brustkorbhöhe langsam dehnen, können Sie die Muskeltätigkeit in der Brustmuskulatur spüren. Beim Loslassen des gedehnten und gespannten Gummibands schwächt sich auch der Muskelzug im Brustkorb ab. Probieren Sie öfters das langsame Dehnen und langsame Lösen des Gummizugs, damit Sie das Dehnen und Lösen des Gummirings anschließend gedanklich auf ein gedachtes Gummiband und willentlich auf die Muskulatur umsetzen können.

Nun dehnen Sie ein »gedachtes« Gummiband:

**Ü:** Bodenkontakt, aufrechte Körperhaltung und Hals-Kinn-Winkel beachten. Die Lippen leicht öffnen und lächeln. Beide Arme in Brustkorbhöhe anheben. Die Ellbogen weisen waagrecht zur Seite. Versuchen Sie, ein gedachtes, kurzes Gummiband langsam zu dehnen und zu spannen. Sie halten mit den Daumen, Zeige- und Mittelfinger beider Hände das gedachte Gummiband in Brusthöhe fest. Die Hände ziehen langsam auseinander, dehnen und spannen langsam dieses gedachte Gummiband. Sie sollten die muskuläre Straffung in der Brustmuskulatur spüren. Beim langsamen Lösen der gedachten Gummispannung läßt auch die Muskelspannung im Brustkorb nach. Versuchen Sie, diese Übung öfters und langsam zu wiederholen, damit Sie sich diesen gedachten Gummizug besser vorstellen können. Diese Gummizugübung läßt sich auf viele Muskelzüge übertragen.

**Ü:** Bodenkontakt, aufrechte Körperhaltung und Hals-Kinn-Winkel beachten. Das Kinn vorne locker und die leicht geöffneten Lippen weich halten. Lächeln! Heben Sie beide Hände in Höhe Mitte Kinn. Ellbogen weisen waagrecht zur Seite (wenn die Ellbogen hinunterhängen, tendieren auch die Gesichtsmuskeln abwärts). Im Bereich des Unterkiefers halten Sie mit beiden Händen, mit Daumen, Zeige- und Mittelfinger ein gedachtes Gummiband fest. Konzentrieren Sie sich jetzt bewußt auf den gedachten Gummizug. Sie beginnen im Unterkiefer (Kinn), im Bereich der vorderen Schneidezähne, das gedachte Gummiband langsam zu dehnen, langsam weiter auseinanderdehnen über die Eckzähne, gedanklich langsam weiter bis über die Backen-/Mahlzähne (**Abb. 28**). Dadurch entsteht eine aufbauende kräftigende Muskelspannung im Unterkiefer (Zahnfleisch). Nun versuchen Sie, dieses gedachte Gummiband gedanklich ganz langsam loszulassen und beobachten Sie im Unterkiefer, wie die Spannung nachläßt, als würde sich der Unterkiefer zusammenziehen. Verfolgen Sie diese sanfte, langsame Muskelbewegung. Versuchen Sie diese sehr gute Übung langsam, bewußt und oft auszuführen.

Nach oftmaligem Üben versuchen Sie, ohne den gedachten Gummi auf der Außenseite des Unterkiefers langsam von den Schneidezähnen über die Eck- und Backen-/Mahlzähne den Unterkiefer gedanklich, willentlich muskulär aktivieren.

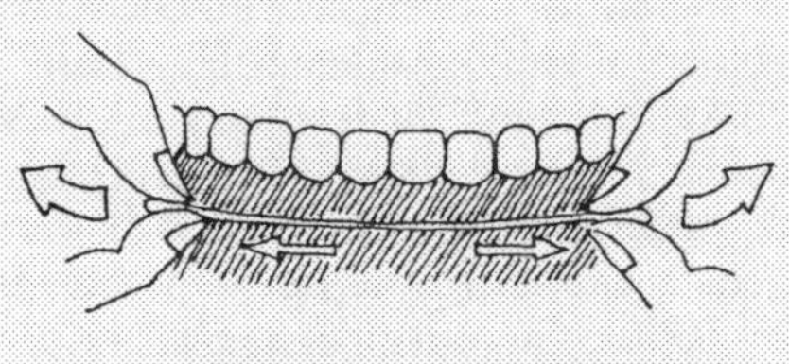

Abb. 28

**Ü:** Bodenkontakt und Hals-Kinn-Winkel beachten. Kinn und Lippen weich halten. Die Lippen sind leicht geöffnet. Gleiche Hand- und Armstellung. Im Unterkiefer dehnen Sie das mit den Fingern festgehaltene, gedachte Gummiband langsam im Bereich der vorderen unteren Schneidezähne (Kinn). Sie dehnen den gedachten Gummi langsam über die Eck- und langsam über die Backen-/Mahlzähne weiter. Nun das gedachte Gummiband langsam aufwärts dehnen in Richtung Kiefergelenk und langsam weiter in Richtung Schläfen. Sie spannen das gedachte Gummiband langsam weiter über die Schläfen zu den Ohren (wie einen Brillenbügel). Sie spüren bei dieser Übung die Muskelanspannung im Kiefer (im Bereich Zahnfleisch) und den muskulären Halt im Kiefergelenk. Beim ganz langsamen Lösen des gedachten Gummizugs spüren Sie, wie der Muskelzug zum Kiefergelenk sich löst, der Kiefer leicht absinkt und der muskuläre Zug im Bereich des Unterkiefers (Zahnfleisch) nachläßt. Oft langsam üben. Die Übung in den Alltag einbauen! Nach mehrmaligem Üben versuchen Sie, ohne den gedachten Gummi langsam auf der Außenseite des Unterkiefers gedanklich, willentlich muskulär von den Schneide-, Eck-, Backen-/Mahlzähnen bis hinauf zu den Schläfen den Kiefer muskulär zu aktivieren.

**Ü:** Bodenkontakt. Körperhaltung ordnen und Hals-Kinn-Winkel beachten! Das Kinn vorne locker und die Lippen weich halten. Die Lippen leicht öffnen. Die gleiche Übung bewußt im Oberkiefer ausführen. Die Hände bis zum Oberkiefer anheben. Die Ellbogen weisen waagrecht zur Seite. Mit den Händen im Bereich des Oberkiefers in Höhe der oberen Schneidezähne das gedachte Gummiband festhalten. Das gedachte Gummiband langsam über die oberen Schneidezähne dehnen. Langsam über die Eck- und langsam über die Backen-/Mahlzähne weiterdehnen. Das gedachte Gummiband langsam nach oben zu den Schläfen und Richtung Ohr weiterdehnen. Die Muskelspannung im Oberkiefer (Zahnfleisch) halten und bewußt spüren, wie sich auch die Wangen leicht von den Zähnen weg lösen. Dann ganz langsam den gedachten Gummi loslassen. Auch diese sanfte Muskelbewegung bewußt mitverfolgen. Öfters langsam üben.

Nach oftmaligem Üben versuchen Sie, ohne gedachten Gummi auf der Außenseite des Oberkiefers gedanklich, willentlich muskulär von den Schneide-, Eck-, Backen-/Mahlzähnen bis hinauf zu den Schläfen den Kiefer langsam muskulär zu aktivieren.

## Die folgenden Übungen aktivieren muskulär die Innenseiten des Ober- und Unterkiefers (Zahnfleisch- und Gaumenbereich):

**Ü:** Sie denken in die Innenseite des Unterkiefers. Bodenkontakt, aufrechte Sitzhaltung, Hals-Kinn-Winkel beachten! Das Kinn vorne locker halten. Der Mund ist weich und leicht geöffnet und lächelt. Auch die Augen sind bewußt geöffnet. Die Arme zum Unterkiefer heben. Die Ellbogen weisen waagrecht zur Seite. Sie halten wieder ein gedachtes Gummiband mit Ihren Fingern fest. Denken Sie sich konzentriert und bewußt in die Innenseite des Unterkiefers. Das festgehaltene, gedachte Gummiband dehnen Sie langsam innen im Unterkiefer willentlich im Bereich der vorderen Schneidezähne, langsam gedanklich weiterdehnen über die Eckzähne und weiterdehnen über die Backen-/Mahlzähne. Langsam das gedachte Gummiband aufwärtsdehnen über das Kiefergelenk in Richtung Schläfen. Halten Sie den gedachten Zug, und empfinden Sie innen im Unterkiefer bewußt die belebende Muskelspannung im Kiefer- und Zahnfleischbereich. Lösen Sie langsam und bewußt den gedachten Gummizug. Verfolgen Sie das langsame Lösen der Muskelzüge auf der Innenseite des Unterkiefers in der umgekehrten Reihenfolge der Anspannung: Schläfen, Kiefergelenk, Mahl-/Backen-, Eck- und Schneidezähne. Öfters langsam wiederholen! Nach mehrmaligem Üben versuchen Sie, ohne den gedachten Gummi auf der Innenseite des Unterkiefers willentlich, gedanklich, muskulär von den Schneide-, Eck-, Backen-/Mahlzähnen bis hinauf zu den Schläfen den Kiefer langsam muskulär zu aktivieren.

**Ü:** Sie denken in die Innenseite des Oberkiefers. Bodenkontakt, Körperhaltung und Hals-Kinn-Winkel beachten. Kinn und Lippen weich halten. Die Lippen sind leicht geöffnet und lächeln. Gleiche Arm- und Handhaltung. Die Ellbogen weisen zur Seite. Sie denken und konzentrieren sich in die Innenseite des Oberkiefers. Die Finger halten das gedachte Gummiband fest. Das gedanklich festgehaltene Gummiband auf der Innenseite des Oberkiefer willentlich muskulär im Bereich der oberen Schneidezähne langsam dehnen. Gedanklich über die Eckzähne und die Backen-/Mahlzähne langsam in Richtung Hinterkopf weiterdehnen. Auch diesen Zug halten und die muskuläre Spannung auf der Innenseite des Kiefers bewußt im Oberkiefer und Zahnfleischbereich spüren. Den gedachten Gummizug langsam loslassen und das Lösen der Muskelzüge wieder langsam und bewußt von den Schläfen bis zu den Schneidezähnen mitverfolgen. Oft und langsam wiederholen!

Nach oftmaligen Üben versuchen Sie, ohne gedachten Gummi auf der Innenseite des Oberkiefers gedanklich, willentlich muskulär von den Schneide-, Eck- und Backen-/Mahlzähnen den Kiefer langsam muskulär zu aktivieren.

## Belebende Übungen im Unter- und Oberkiefer und Zahnfleischbereich:

**Ü:** Bodenkontakt einhalten. Aufrechte Körperhaltung kontrollieren und ordnen. Hals-Kinn-Winkel beachten. Kinn und Lippen locker halten. Der Mund ist leicht geöffnet. Lächeln. Den Kopf beim Üben ruhig halten. Die Hände seitwärts heben, die Handflächen zeigen zum Unterkiefer. Hände und Finger sind nach oben gestreckt. Die gestreckten Fingerspitzen zeigen zum Unterkiefer (**Abb. 29**). Stellen Sie sich vor, daß Sie mit Hilfe der gestreckten Fingerspitzen willentlich das Zahnfleisch gedanklich muskulär über die Zähne langsam nach oben ziehen. Gleichzeitig denken Sie die Zähne fest hinunter in den Unterkiefer. Nach öfterem Üben können Sie den starken muskulären Zug im Bereich Unterkiefer und Zahnfleisch spüren. Langsam und bewußt lösen. Oft und langsam üben.

**Ü:** Auf Bodenkontakt und Hals-Kinn-Winkel achten. Die Lippen leicht öffnen und lächeln. Die Übung wird im Unterkiefer (aber im Bereich der Backen-/Mahlzähne) konzentriert ausgeführt. Die Hände seitwärts heben, die Handflächen zeigen zum Unterkiefer. Hände und Finger sind nach oben gestreckt. Die gestreckten Fingerspitzen weisen zum Unterkiefer. Stellen Sie sich vor, daß Sie mit Hilfe der gestreckten Fingerspitzen willentlich das Zahnfleisch gedanklich muskulär über die Zähne langsam nach oben ziehen. Gleichzeitig denken Sie die Zähne fest hinunter in den Unterkiefer. Nach öfterem Üben können Sie den starken muskulären Zug im Bereich Unterkiefer und Zahnfleisch spüren. Langsam und bewußt lösen. Oft und langsam üben.

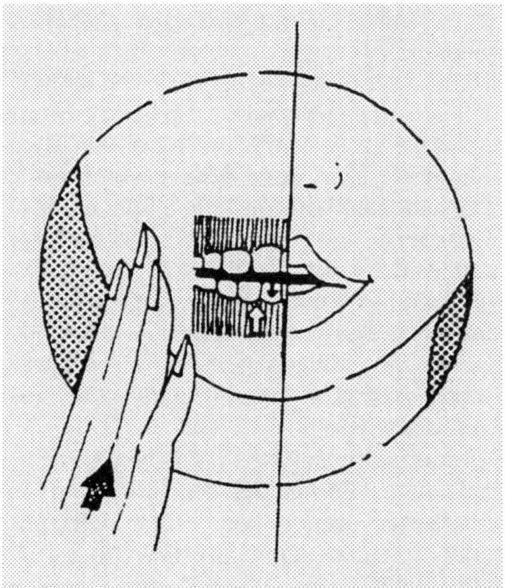

Abb. 29

**Ü:** Bodenkontakt, Hals-Kinn-Winkel beachten. Lippen und Kinn locker halten. Lächeln! Die Augen sind bewußt geöffnet. Wieder wird die Übung im Unterkiefer, aber diesmal vorne im Bereich der Schneide- und Eckzähne, ausgeführt. Die Hände mit den Handflächen in Richtung Unterkiefer vorne beim Kinn anheben. Hände und Finger sind nach oben gestreckt. Die gestreckten Fingerspitzen zeigen zum Unterkiefer. Stellen Sie sich vor, daß Sie langsam mit Hilfe der gestreckten Fingerspitzen das Zahnfleisch gedanklich muskulär über die Zähne nach oben schieben, die Zähne denken Sie fest hinunter in den Unterkiefer. Das Kinn und die Lippen nicht mit anspannen, sondern locker halten. Nach öfterem Üben kann man den starken muskulären Zug vorne im Bereich im Unterkiefer/Zahnfleisch spüren. Langsam und bewußt lösen. Öfters und langsam üben.

**Ü:** Bodenkontakt, aufrechte Körperhaltung und Hals-Kinn-Winkel beachten. Die Lippen sind leicht geöffnet und lächeln. Heben Sie die gestreckten Hände und Finger in Höhe Oberkiefer. Nun denken Sie, daß Sie willentlich, gedanklich mit Hilfe der gestreckten Fingerspitzen die Zähne langsam nach oben in das Zahnfleisch hinaufschieben. Gleichzeitig ziehen Sie langsam das Zahnfleisch gedanklich muskulär über die Zähne nach unten. Sie können nach öfterem Üben im Oberkiefer und im Zahnfleisch die Muskelaktivität spüren. Langsam und bewußt lösen. Oft und langsam üben.

Nach oftmaligem und bewußtem Üben mit den Händen versuchen Sie nun, die oben angeführten Übungen genauso langsam und gedanklich, willentlich muskulär ohne Zuhilfenahme der Hände auszuführen.

## Die folgenden Übungen im Ober- und Unterkiefer wirken belebend und festigend auf Zahnfleisch und Kiefer:

**Ü:** Bodenkontakt, aufrechte Körperhaltung und Hals-Kinn-Winkel beachten! Während der Übung den Kopf nicht mit anheben, sondern ruhig halten. Dabei das Kinn vorne nicht anspannen, sondern weich halten. Öffnen Sie ein wenig den Unterkiefer, und halten Sie die Lippen weich und leicht geöffnet. Lächeln Sie während der Übung. Stellen Sie sich vor, Sie beißen mit allen Zähnen des Unterkiefers mehrmals langsam auf eine dicke, harte Brotscheibe. Stellen Sie sich weiters vor, Sie ziehen gedanklich, willentlich muskulär das Zahnfleisch auf der Außen- und Innenseite des Unterkiefers langsam nach oben. Der Unterkiefer wird nicht angehoben, sondern gegen den imaginären Widerstand der harten Brotscheibe gedacht. Sie spüren bei dieser Übung die starke Muskelaktivität im Unterkieferbereich von unten nach oben. Langsam und bewußt lösen. Öfters langsam üben.

**Ü:** Hals-Kinn-Winkel! Kinn und Lippen weich! Die vorangegangene Übung nun im Oberkiefer ausführen. Unterkiefer leicht öffnen. Lippen locker halten. Lächeln! Stellen Sie sich vor, Sie beißen mit den Zähnen des Oberkiefers langsam von oben nach unten auf die gedachte harte Brotscheibe. Stellen Sie sich weiters vor, Sie ziehen gedanklich, willentlich muskulär langsam das Zahnfleisch auf der Außen- und Innenseite des Oberkiefers nach unten. Den Oberkiefer nicht mit den Kopf hinunterdrücken, sondern gegen den imaginären Widerstand der Brotscheibe denken. Jetzt spüren Sie die starke Muskelspannung im Bereich des Oberkiefers, die Sie langsam und bewußt lösen. Öfters wiederholen.

**Ü:** Nun verbinden Sie die beiden letzten Übungen. Wie immer Hals-Kinn-Winkel beachten. Kinn und Lippen locker halten, lächeln und die Augen bewußt öffnen. Das Gesicht ruhig halten, nicht verziehen! Denken Sie eine harte Brotscheibe zwischen Ober- und Unterkiefer und drücken Sie langsam, willentlich, muskulär den Unterkiefer von unten nach oben und den Oberkiefer von oben nach unten auf die gedachte harte Brotscheibe. Bei dieser Übung berühren sich die Zähne nicht. Während der Aktivität können Sie die Muskelspannung sowohl im Ober- als auch im Unterkieferbereich spüren. Langsam und bewußt lösen und oftmals langsam üben!

Sie sollten häufig daran denken und diese Übungen in den Alltag einbauen.

## Die folgenden Übungen beleben den Zahnfleischbereich im Unter- und Oberkiefer. Bei den Übungen denken Sie bewußt langsam rund um jeden Zahn:

**Ü:** Hals-Kinn-Winkel beachten. Kinn und Lippen locker halten. Nehmen Sie nun mit beiden Händen ein gedachtes Bändchen, das Sie im Bereich des Unterkiefers bei den Schneidezähnen mit Daumen und Zeigefinger gedanklich festhalten. Versuchen Sie

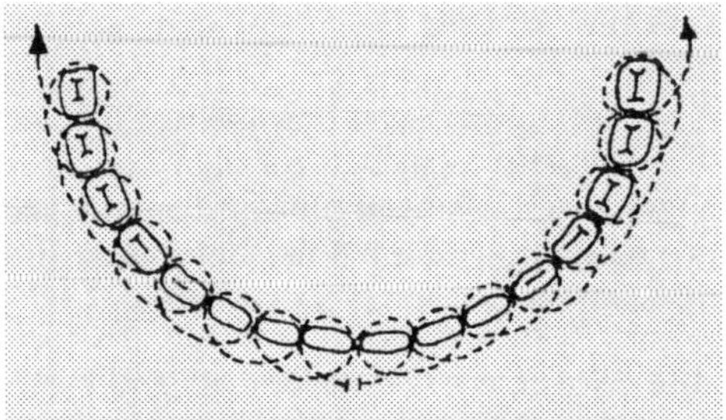

Abb. 30

nun, mit dem gedachten Bändchen gedanklich und bewußt im Bereich Unterkiefer-Zahnfleisch Zahn für Zahn ganz langsam und fest zu umwickeln. Gedanklich, willentlich ganz langsam zunächst die Schneidezähne fest umwickeln, langsam die Eckzähne und schließlich langsam die Backen-/Mahlzähne gedanklich fest umwickeln (**Abb. 30**). Nun ziehen Sie langsam das gedachte Bändchen aufwärts zum Kiefergelenk und gedanklich weiter zu den Schläfen. Spüren Sie die Muskelaktivität im Unterkiefer und Zahnfleischbereich. Langsam und bewußt das gedachte Bändchen lösen und den muskulären Zug wieder zurückverfolgen. Langsam und öfters wiederholen.

**Ü:** Aufrechte Körperhaltung nicht vergessen. Lächeln! Die Augen bewußt öffnen! Wieder mit beiden Händen ein Bändchen mit Daumen und Zeigefinger im Bereich des Oberkiefers gedanklich festhalten. Nun umwickeln Sie im Oberkiefer im Bereich Zahnfleisch mit dem gedachten Bändchen ganz langsam, willentlich, gedanklich Zahn für Zahn. Langsam die Schneidezähne fest umwickeln, langsam die Eckzähne fest umwickeln und langsam die Backen-/Mahlzähne gedanklich fest umwickeln. Das gedachte Bändchen ziehen Sie langsam aufwärts zum Kiefergelenk und weiter zu den Schläfen. Beobachten Sie die muskuläre Spannung im Oberkiefer.

Langsam und bewußt das gedachte Bändchen lösen und dabei das Nachlassen der Spannung von den Schläfen bis zu den Schneidezähnen mitverfolgen. Öfters langsam üben.

# Die Zunge

Die Zunge ist der einzige Muskel des Körpers, der nur an einer Seite befestigt ist. Sie ist deshalb ein sehr verformbares, im vorderen Teil sehr bewegliches Organ und kann so beim Sprechen, Saugen, Schlucken und Kauen entscheidend mitwirken. Die Zunge ist ein sehr starker Muskel, der genauso der Beugung und Streckung unterliegt wie jeder andere Muskel auch. Liegt sie träge am Mundboden, ist sie in Beugung, wird sie jedoch, wie beim Schlucken, an den Gaumen gedrückt, befindet sie sich in Streckung. Die Zunge trägt etwa 2000 sogenannte Papillen, unter denen spezielle für das Empfinden von sauer, süß, salzig und bitter sowie für das Tasten zuständig sind.

Alle folgenden Zungenübungen aktivieren den unteren Kieferbereich sowie den Halshautmuskel (Platysma). Dadurch verhindern sie die Bildung eines Doppelkinns oder bessern dieses. Sie beleben und festigen den Gaumen und beeinflussen muskulär auch den Ohr-/Kieferbereich. Sie bewirken eine Stärkung und Aktivierung der Wangenmuskulatur.

**Nochmals zusammengefaßt:**
Bei geschlossenem Mund liegt die Zungenspitze im Bereich hinter den oberen Schneidezähnen. Der Zungenteil nach der Zungenspitze befindet sich hinter den oberen Schneidezähnen am Gaumen. Wenn die Zunge träge am Mundboden liegt, ist sie in Beugung, der Unterkiefer ist muskulär nicht aktiv und zieht nach unten. Wenn Sie schlucken, ist die Zunge am Gaumen in Streckung.

Vergessen Sie beim Üben nie auf die aufrechte *Ismakogie*-Haltung. Achten Sie auf den Hals-Kinn-Winkel. Lassen Sie das Kinn und die Lippen weich und locker. Lächeln Sie. Öffnen Sie die Augen bewußt! Verziehen Sie bei den Übungen nicht das Gesicht, sondern lassen Sie nur die Zunge arbeiten!

**Ü:** Stellen Sie einmal bewußt fest, was Ihre Zunge alles kann. Es ist möglich, sie in die Länge und in die Breite zu ziehen, gegen einen Widerstand (Zähne, Gaumen) zu drücken oder sie hochzuheben, nach vor- und zurückzuziehen, in verschiedene Richtungen kreisen zu lassen usw. Da die Zunge nur im hinteren Teil eine starke Beziehung zum Körper besitzt, ist sie vorne frei und somit äußerst beweglich.

**Ü:** Bodenkontakt und Hals-Kinn-Winkel beachten. Die Lippen weich und leicht geöffnet halten. Lächeln Sie! Kinnmuskel

(Mentalis) loslassen. Stellen Sie sich vor, Sie haben im Mund ein Stück hartes Brot. Versuchen Sie, das gedachte Brot mit Ihrer Zunge vorne und hinten oder an verschiedenem Stellen des Gaumens bewußt gedanklich, willentlich zu zerkleinern, zu zermalmen und zu zerdrücken. Diese bewußte Bewegung der Zunge am Gaumen wirkt kräftigend auf die Kiefergelenke.

**Ü:** Bodenkontakt. Körperhaltung ordnen und Hals-Kinn-Winkel beachten! Kinn und Lippen weich halten. Die Lippen leicht öffnen. Lächeln! Die Augen sind groß geöffnet. Stellen Sie sich vor, oben an der höchsten Stelle Ihres Gaumens klebt ein Bonbon. Legen Sie sanft die Zungenspitze innen auf die unteren Schneidezähne und lassen Sie sie dort. Wölben bzw. führen Sie die Zunge gegen den Gaumen. Zähne nicht zusammenpressen und die Lippen nicht zusammenziehen, sondern weich und leicht geöffnet halten und lächeln. Versuchen Sie nun, am Gaumen mit dem Zungenbogen bewußt etwas von dem gedachten Bonbon langsam abzusaugen, vorne beginnend langsam nach oben den Gaumen hinauf, weiter langsam über den Gaumen nach hinten und weiter bis hinunter in den Schlund saugen (die Zungenspitze bleibt aber in ständigem Kontakt mit den unteren Schneidezähnen). Die Zunge bildet eine aktive Muskelbrücke von den Schneidezähnen aufwärts zum Gaumen und über den Gaumen in den Schlund hinunter. Sie können unten im Kinnbereich, im gesamten Unter- und Oberkiefer bis hinauf zu den Schläfen eine starke muskuläre Aktivität spüren. Diese Aktivität nehmen Sie auch in der Gesichtsmuskulatur wahr. Beobachten Sie beim langsamen Lösen, wie die Muskelaktivität nachläßt (**Abb. 30 a**).

**Ü:** Bodenkontakt. Körperhaltung aufrichten, den Hals-Kinn-Winkel beachten. Kinn und Lippen weich halten und lächeln. Die folgende Übung hat den gleichen Bewegungsablauf wie die vorhergehende. Die Zungenspitze sanft auf den unteren Schneidezähnen lassen. Während Sie jetzt mit dem Zungenbogen bewußt vom gedachten Bonbon am Gaumen langsam etwas von vorne, nach oben und nach hinten absaugen, führen Sie gleichzeitig langsam und sanft den Unterkiefer muskulär nach oben und nach hinten in Richtung Ohren. Langsam und bewußt lösen! Öfters und langsam wiederholen.

**Ü:** Bodenkontakt. Körperhaltung ordnen und auf den Hals-Kinn-Winkel achten! Die Augen sind bewußt geöffnet. Kinn und Lippen weich halten. Der Mund ist leicht geöffnet. Legen Sie die Zungenspitze sanft innen hinter die oberen Schneidezähne und belassen Sie sie während der gesamten Übung an dieser Stelle. Die Lippen locker und weich halten. Mit der Zunge (knapp hinter den oberen Schneidezähnen) langsam saugen. Zuerst vorne in der Mitte am Gaumen, dann etwas mehr nach rechts und schließlich langsam mehr nach links saugen. Lassen Sie aber den Kiefer ruhig und die Zungenspitze sanft innen an den oberen Schneidezähnen. Sie können spüren, wie die Saugbewegungen Ihre Wangenmuskeln aktivieren und die Wangen anheben. Diese Bewegung wird vielfach von Babys beim Saugen ausgeführt. Oft und langsam wiederholen!

**Ü:** Bodenkontakt und Hals-Kinn-Winkel beachten. Kinn locker halten. Die Lippen sind weich und leicht geöffnet. Die Zungenspitze bleibt wieder sanft in Kontakt mit den unteren Schneidezähnen. Lassen Sie langsam den Zungenbogen mit muskulärem Zug zum Gaumen hochsteigen, zuerst hinter die oberen Schneidezähne, dann langsam weiter zum höchsten Punkt des Gaumens und schließlich langsam nach hinten hinunter zum Schlund. Das langsame Lösen bewußt fühlen!

Die folgende Bewegung gleicht der einer Löschwiege, welche früher zum Trocknen der Tintenschrift verwendet wurde:

**Ü:** Bodenkontakt. Körperhaltung ordnen und auf den Hals-Kinn-Winkel achten. Das Kinn locker halten. Die Lippen sind weich und leicht geöffnet. Rollen Sie die Zunge am Gaumen langsam von vorne nach hinten und langsam von hinten am Gaumen nach vorne bewußt ab. Legen Sie die Zungenspitze sanft hinter die unteren Schneidezähne und drücken Sie langsam die Zunge Millimeter für Millimeter an den Gaumen. Beginnend von den oberen Schneidezähnen, die Zunge langsam aufwärts an den Gaumen drücken, weiter langsam bis nach hinten zum Schlund hinunter drücken. Nun drücken Sie die Zunge langsam von hinten aufwärts über den Gaumen und langsam nach vorne, millimeterweise bis zu den oberen Schneidezähnen. Wieder langsam die Zunge bewußt am Gaumen von vorne nach hinten abrollen und langsam von hinten nach vorne abrollen. Langsam und bewußt lösen! Öfters und langsam üben.

**Ü:** Bodenkontakt und Körperhaltung kontrollieren. Hals-Kinn-Winkel beachten. Die Augen bewußt öffnen. Kinn und Lippen locker halten und die Lippen leicht öffnen. Lächeln. Zungenspitze wieder sanft an die unteren Schneidezähne legen.
Lassen Sie den Zungenbogen zum Gaumen hochsteigen und breiten Sie die Zunge langsam nach rechts bis zu den Zähnen und langsam auch nach links bis zu den Zähnen aus. Und nun drücken Sie noch bewußt die Zunge langsam an den Gaumen. Dabei drücken Sie die Zunge langsam nach links und rechts über den Gaumen bis hin zu den Zähnen. Die Zunge soll ausgebreitet am Gaumen liegen. Spüren Sie am Gaumen und im Kieferbereich wieder die muskuläre Beeinflussung. Bei den Zungenübungen sind auch die Wangen nach oben angehoben. Langsam loslassen. Öfters und langsam üben.

**Ü:** Körperhaltung, Bodenkontakt und Hals-Kinn-Winkel beachten! Kinn und Lippen sind locker. Lippen leicht geöffnet. Stellen Sie sich wieder vor, an Ihrem Gaumen klebt ein Bonbon. Legen Sie die Zungenspitze sanft innen an die unteren Schneidezähne und belassen Sie diese während der Übung dort. Verstärken Sie bewußt den Bodenkontakt und denken Sie sich ein deutliches, langgezogenes »N«. Lassen Sie langsam den muskulären Aufwärtszug über die Wirbelsäule zum Gesicht hochfließen. Denken Sie das »N« weiter, legen Sie die Zunge an den Gaumen und führen Sie dabei die gedachte Saugbewegung von der Zungenspitze aufwärts über den Gaumen aus: langsam vorne hochsaugen, weiter über den Gaumen saugen und langsam in den Schlund hinunter saugen. Man kann die starke Muskelspannung im Körper im Kiefer- und Gesichtsbereich spüren – Muskelzug »zur Streckung«. Beim langsamen Lösen senkt sich die Zunge wieder in Richtung Mundboden und auch der Körper kommt in »die Beugung«.

**Ü:** Legen Sie die Zungenspitze sanft an die unteren Schneidezähne. Breiten Sie die Zunge langsam, muskulär am Gaumen aus. Führen Sie langsam und bewußt zuerst den rechten Zungenaußenrand zu den Zähnen und dann langsam den linken Zungenaußenrand zu den Zähnen. Lösen Sie langsam nur die Zungenaußenränder von den Zähnen. Dann führen Sie beide Zungenaußenränder gleichzeitig langsam und bewußt muskulär nach außen zu den Zähnen. Oft und langsam üben!

**Ü:** Bodenkontakt und Hals-Kinn-Winkel beachten. Die Zungenspitze liegt sanft in-

nen auf den unteren Schneidezähnen. Die Lippen und die Kiefer sind leicht geöffnet. Sie drücken nun den Zungenbogen langsam und bewußt gegen den Gaumen und breiten langsam die Zunge auf dem Gaumen muskulär zur Seite und nach hinten in Richtung Schlund aus.
Die Zunge ist in Streckung, der Nacken sollte »lang« muskulär gestreckt sein. Die Muskeln unter dem Kinn und die Gesichtsmuskeln sind aktiviert. Langsam loslassen. »Nacken ist kurz«. Öfters langsam wiederholen.

**Ü:** Gleiche Zungenhaltung wie oben. Sie führen mit der Zunge eine langsam saugende Bewegung am Gaumen aus. Beginnen Sie vorne am Gaumen, langsam nach oben, langsam weiter nach hinten und langsam hinunter in den Schlund zu saugen. Sie können spüren, wie der Nacken dabei muskulär »lang« gehalten wird. Beim langsamen Loslassen ist der Nacken kurz.

**Ü:** Bodenkontakt, Hals-Kinn-Winkel beachten. Kinn und Lippen weich und locker halten. Lächeln! Legen Sie die Zungenspitze sanft an die unteren Schneidezähne und breiten Sie die Zunge muskulär am Gaumen von vorne nach hinten und nach links und rechts zu den Seiten aus. Führen Sie einen querliegenden Achter an der höchsten Erhebung Ihres Gaumens gedanklich, willentlich muskulär um Ihre Zunge aus, die während der Übung am Gaumen bleibt. Das Gesicht ruhig halten. Sie beginnen mit dem Achter in der Mitte der Zunge unten. Gedanklich muskulär zeichnen Sie den Achter langsam nach rechts außen in Richtung Zähne, weiter um die Zunge bis zur Mitte der oberen Zungenseite, dann »durchqueren« Sie die Zunge gedanklich und führen den Achter von der Unterseite der Zunge nach links in Richtung Zähne und wieder über die Zunge nach oben, durchqueren wieder gedanklich die Zunge, usw. Wiederholen Sie oftmals langsam diesen Achter.

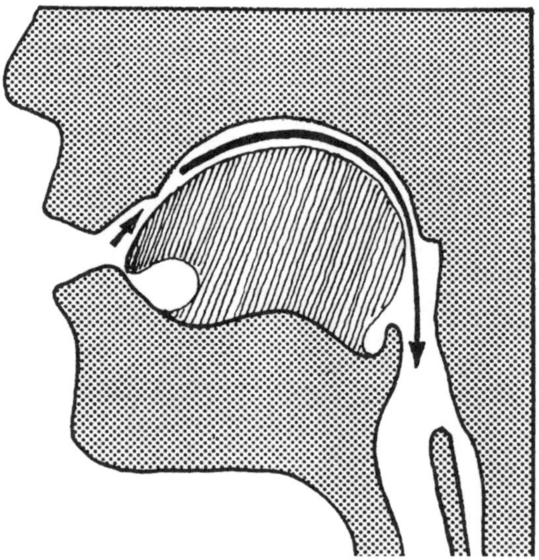

Abb. 30 a

# Die Schlundschnürer

Die Schlundschnürer liegen im obersten Teil der Speiseröhre und unterliegen unserem Willen. Ihre Funktion ist es, die Nahrung, vom Mundraum kommend, in Richtung Speiseröhre weiterzubefördern. Sie sind maßgeblich am Schluckakt beteiligt.

Die Übungen mit den Schlundschnürern straffen den Hals-Kinn-Bereich (Platysma-Halshautmuskel) und wirken der Doppelkinnbildung entgegen. Sie beeinflussen nicht nur die Gesichtsmuskulatur positiv, sondern sind auch belebend bis in den Bereich der Gehörgänge.

Die folgende Übung dient dem bewußten Erleben der Schlundschnürer, die für das Weiterbefördern der Nahrung vom Mundraum in die Speiseröhre verantwortlich sind. Haben Getränke und Speisen die Schlundschnürer passiert, so sind sie weitgehend unserem Willen entzogen. Es besteht ein direkter Zusammenhang zwischen Mund, Schlund und Verdauungstrakt.

**Ü:** Bodenkontakt, Körperhaltung und Hals-Kinn-Winkel beachten. Kinn und Lippen weich und locker halten! Stellen Sie sich vor, daß in Ihrer Mundhöhle etwas Saures ist (Hilfestellung: ein Schluck frischgepreßter Zitronensaft). Nun denken Sie, Sie schlucken langsam und bewußt den sauren Saft hinunter. Erleben Sie ganz bewußt das Zusammenziehen der Schlundschnürer und das Hochsteigen der Zungenbrücke. Auch der Hals ist schmal geformt. Über das Ineinandergreifen der Muskelzüge kann man eine ganzkörperliche Verbindung zwischen Zungenbrücke, Beckenbodenmuskulatur (Anus) und Fußgewölbe fühlen. Zungenbrücke auf den Gaumen. Bei »Sauerschlucken«–Denken zieht sich in der Beckenbodenmuskulatur der Anus zusammen. Auch das Fußgewölbe wird muskulär angehoben.

Bei der folgenden Übung können Sie verschiedene muskuläre Zusammenhänge im Körper spüren, z. B. Zunge-Gaumen-Anus-Fußgewölbe:

**Ü:** Körperhaltung, Bodenkontakt und Hals-Kinn-Winkel beachten! Kinn und Lippen weich halten. Die Lippen sind leicht geöffnet! Stellen Sie sich vor, Sie spüren im Mundraum Zitronensaft. Denken Sie jetzt bewußt »sauer« und beobachten Sie, wie sich beim »Sauer«-Denken die Schlundschnürer schließen und sich auch der Anus zusammenzieht. Beim langsamen Loslassen spüren Sie, wie sich der Schlund und auch der Anus entspannen.

**Ü:** Hals-Kinn-Winkel beachten, Augen bewußt öffnen. Kinn und Lippen locker halten! Stellen Sie sich vor, innen im Halsbereich, am Zungenboden, ziehen Sie gedanklich, willentlich muskulär, langsam die Schlundschnürer eng zusammen. Halten

Sie den Zug (wie beim Schlucken oder »Sauer«-Denken). Beobachten Sie bewußt die Gehörgänge, sie heben sich an, und Sie können nach mehrmaligen Üben den starken muskulären Zug im Hals- Kinn-Bereich (Platysma) und der Gesichtsmuskulatur bis zur Nase bewußt spüren. Langsam und bewußt lösen!

**Ü:** Hals-Kinn-Winkel beachten. Kinn und Lippen locker halten. Versuchen Sie, willentlich, langsam den Schlund muskulär zu verengen. Sie spüren, wie Ihr Hals und die untere Kinnpartie muskulär aktiviert ist. Beim langsamen Loslassen spüren Sie, wie der Hals sich wieder weitet. Öfters und langsam wiederholen.

**Ü:** Haltung kontrollieren, Hals-Kinn-Winkel beachten. Kinn und Lippen locker halten. Versuchen Sie, willentlich, bewußt und langsam den Schlund muskulär zu erweitern. Denken Sie den Schlund innen weit! Spüren Sie beim langsamen Loslassen, wie sich der Muskelzug löst.

**Ü:** Nun die beiden vorhergehenden Übungen verbinden: Kinn und Lippen locker halten. Versuchen Sie, willentlich, bewußt und langsam den Schlund muskulär zu verengen. Langsam lösen und anschließend willentlich, bewußt und langsam den Schlund innen weit denken. Denken Sie den Schlund einmal eng und einmal weit. Langsam lösen.

**Ü:** ***Ismakogie***-Haltung einnehmen. Lippen locker halten. Denken oder sprechen Sie langsam ein langes »A« und spüren Sie dabei, wie der Schlund geweitet ist, und nun denken oder sprechen Sie langsam ein langes »N« und beobachten Sie, wie der Schlund eng wird. Der muskuläre Zug zieht aufwärts zur Straffung.

# Mundraum und Lippen

Der Ringmuskel des Mundes bildet als Schließmuskel die muskuläre Grundlage der Lippen. Er steht in Verbindung mit dem Wangen- oder Trompetermuskel, der den Mund verbreitert, wie beim Weinen oder Blasen einer Trompete. Die Jochbeinmuskeln bewirken das Heben der seitlichen Mundränder und geben dem Gesicht, unterstützt vom Lach- und Eckzahnmuskel, einen freundlichen Ausdruck. Der dreieckig geformte Mundwinkelniederzieher verleiht uns »in Aktion« eine traurige, verdrießliche oder auch mürrische Miene. Er zieht die Mundwinkel abwärts und verlängert die Nasolabialfalte in Richtung Kinn. Der Kinnmuskel führt die Unterlippe vor und hoch. Er bewirkt das charakteristische Aussehen der Unterlippe, wie es bei kleinen Kindern üblich ist, wenn sie zu Weinen beginnen. Er ruft die Kinn-Lippen-Furche hervor und läßt uns zweifelnd und unentschlossen wirken. Der Viereckmuskel der Unterlippe hat eine Verbindung mit Teilen des Halshautmuskels (Platysma) und endet in der Unterlippe, die er beim Kontrahieren abwärtszieht (**Abb. 31**).

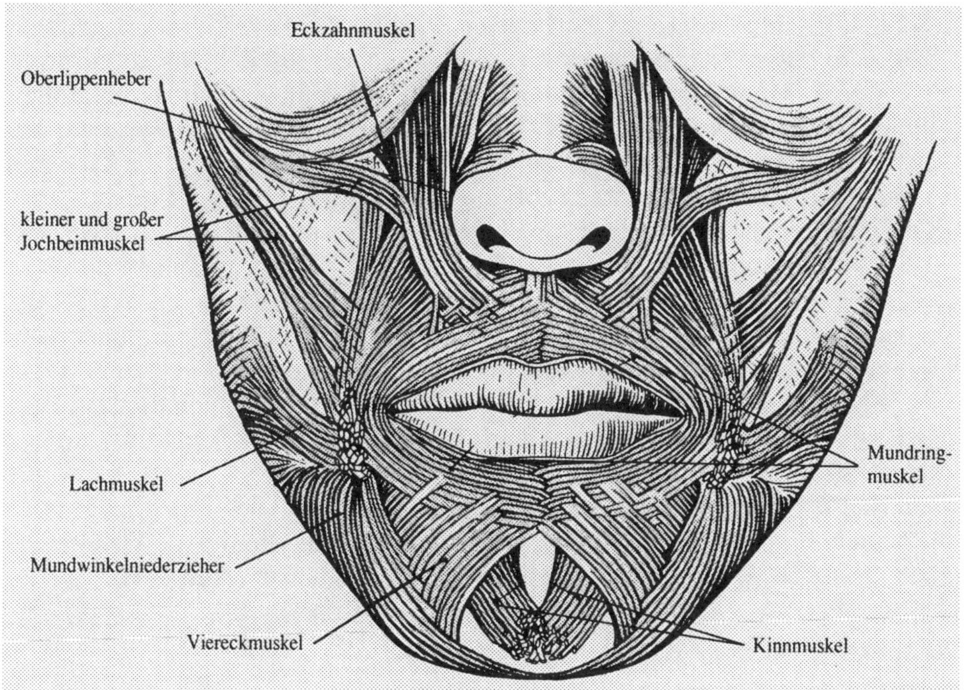


Abb. 31

Der Mund steht in einem muskulären Zusammenhang mit den Augen, denn zwischen dem Mundschließmuskel und den Augenringmuskeln bilden die Jochbeinmuskeln eine muskuläre Verbindung. So werden bei hängenden Mundwinkeln die Jochbeinmuskeln mit der Zeit gedehnt, und die seitlichen Augenpartien tendieren nach unten. Ziehen also die Mundwinkel abwärts, beginnen auch die seitlichen Augenpartien mit den Jahren abzusinken. Da die muskuläre Stütze fehlt, kann die Schwerkraft ungehindert ansetzen. Das ganze Gesicht wirkt dann schlaff, und die Konturen beginnen mit der Zeit über die seitlichen Kinnpartien (Unterkiefer) zu hängen. Die *Ismakogie* versucht diese Erschlaffung zu bekämpfen. Vielfach verziehen wir Mund und Lippen parallel zu Bewegungen, die wir eigentlich mit den Händen ausführen, wie z. B. beim Öffnen von Schraubverschlüssen oder anderen anstrengenden Druck- und Drehbewegungen. Oft pressen wir die Lippen bei Konzentration, Kälte, aus Hektik oder einfach aus Gewohnheit zusammen, ohne dadurch an den äußeren Umständen etwas zu ändern. Durch das Zusammenpressen ziehen wir jedoch die Mundwinkeln abwärts und die Nasolabialfalte wird über die Mundwinkel abwärts verlängert. Die seitliche Kinnpartie tendiert, wie schon erwähnt, nach unten, und die Oberlippe erscheint dadurch mit der Zeit schmäler (**Abb. 32**). Falsch ist es auch, ein sogenanntes »Cheese-Lächeln« aufzusetzen, da dadurch Mund und Lippen unnatürlich gedehnt werden – die Faltenbildung, z. B. der Nasolabialfalte (Falte von der Nase abwärts), wird vertieft. Auch das Zusammenziehen der Lippen, wie zum Pfeifen, bringt die Lippen in eine unnatürliche Stellung und führt zur Faltenbildung um die Lippen.

In der *Ismakogie* sollen die Lippen weich gehalten und leicht geöffnet sein. Auch der Kinnmuskel soll weich und locker sein. Nur dann können die Wangen wieder muskulär nach oben geführt werden. Das läßt Sie attraktiver und jünger aussehen. Das Lächeln sollte aber nicht eine Grimasse sein, sondern ein kleines, die Lippen umspielendes »herzliches« Lächeln, das aus einer positiven Lebenseinstellung kommt. Daß Lächeln und Lachen bekanntlich die beste Medizin sind, untermauert die Wichtigkeit dieses herzlichen Ausdrucksmittels.

*Ismakogie*-Übungen lösen die Verspannungen im Mundbereich und stellen die Mundwinkel gerade. Mit den Übungen sollten die Mundwinkel leicht nach oben tendieren, wodurch sich auch die Wangen anheben (**Abb. 33**).

*Ein altes Sprichwort sagt: »Lächle und du kannst nicht böse sein, lächle und du kannst nicht traurig sein.«*

Beobachten Sie in einem Spiegel Ihren Mund und Ihre Lippenbewegungen beim Sprechen, beim Lächeln, beim Essen usw. Sehen Sie den Unterschied in

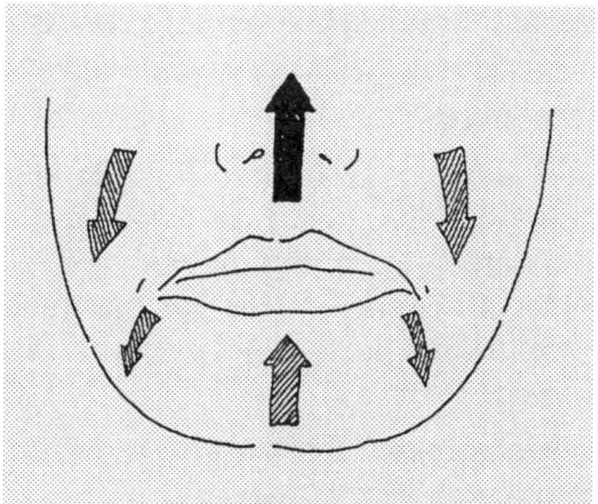

Abb. 32

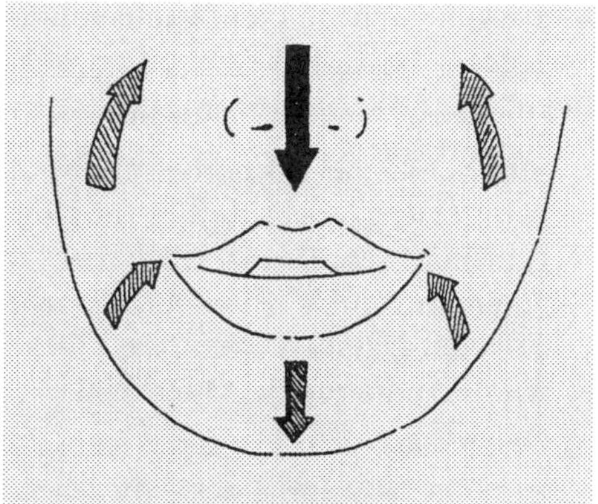

Abb. 33

der Lippenhaltung bei ungeordneter Mimik, z. B. bei einem langweiligen Blick und hängenden Mundwinkeln, und anschließend bei einem lächelnden Mund, einem aufmerksamen, strahlenden Blick und harmonisch schönen Muskelzügen im Gesicht. Achten Sie darauf, daß Ihre Lippen nicht nur bei den Übungen, sondern auch im täglichen Leben immer weich gehalten und leicht geöffnet sind. Versuchen Sie zu lächeln, es »lohnt« sich. Ihr Gesicht wirkt jugendlicher.

Für den Mund ist es wichtig, daß Sie nicht nur beim Üben, sondern auch im täglichen Leben auf folgendes achten:

- Den Mund nicht fest geschlossen halten, sonst wird mit der Zeit die Oberlippe schmäler, außerdem tendieren die Mundwinkel abwärts.
- Den Mund nie eng zusammenziehen wie beim Pfeifen.
- Die Unterlippe nie nach vor und über die oberen Schneidezähne ziehen. Mundwinkel ziehen sonst abwärts.
- Die Lippen sollen nicht verspannt, sondern weich gehalten sein.
- Im vorderen Kinnbereich den Kinnmuskel (Mentalis) locker halten.
- Weicher Mundboden, weiches Kinn, weiche Lippen. Dadurch können sich die Mundwinkel gerade stellen oder angehoben werden, und die seitliche Kinnpartie (Muskel Mundwinkelniederzieher) wird nach oben in Richtung Mundwinkel gestrafft. Auch die Wangen können sich muskulär anheben und die äußere Augenpartie kann aufwärts gestrafft werden. Gleichzeitig wird die Nase muskulär langgezogen, und auch die Nasenflügel ziehen aufwärts. Der Eckzahnmuskel (Caninus) hebt zusätzlich die Mundwinkel und die seitliche Kinnpartie. Das muskuläre Ordnen im Gesicht ist sichtbar.

- Die Lippen weich und leicht geöffnet halten. Wangen können aufwärts steigen.
- Die Mundwinkel wieder in eine Ebene bringen.
- Eine schlechte Körperhaltung beeinflußt auch das Gesicht negativ. Daher: Aufrechte Körperhaltung, auf Hals-Kinn-Winkel achten. Lippen sind leicht geöffnet. Schultern nach hinten und hinunter führen. Schulterblattspitzen unten muskulär zueinander ziehen. Der Brustkorb vorne ist muskulär geweitet gehalten. Auch das Gesicht ist muskulär nach außen gestrafft. Dadurch tendieren die Mundwinkel nach oben.
- Den Mund nicht bis in die Mundwinkel schminken. Bei hängenden Mundwinkeln wird sonst der Abwärtszug betont.

*Denken sie immer daran: Wenn Sie lächeln, wird Ihr Mund schöner!*

Die folgende Übung dient zur Lockerung des mittleren Bereichs der Kinnmuskulatur:

Die seitliche Kinnmuskulatur (Mundwinkelniederzieher) ist mit dem Mundwinkel verbunden und zieht die Mundwinkel abwärts, sobald die Lippen fest geschlossen sind. Daher die Lippen weich und leicht geöffnet halten und den Kinnmuskel loslassen. Auch das Kinn soll weich sein.

**Ü:** Bodenkontakt, Körperhaltung ordnen und Hals-Kinn-Winkel beachten. Die Lippen sind weich, leicht geöffnet und lächeln! Legen Sie den Zeigefinger sanft unter die Unterlippe, und zwar quer auf das Kinn und den Daumen unter das Kinn (knapp vor dem Hals) auf den weichen Mundboden. Lokkern Sie mit dem Zeigefinger die Unterlippe. Bewegen und lockern Sie ganz zart die unter dem Zeigefinger liegende Muskulatur langsam hinauf und hinunter. Mit der Zeigefingerkuppe führen Sie langsam, sanft und zart kleine Kreisbewegungen in beiden Richtungen aus. Sie sollten unter Ihrem Zeigefinger das Lockern und das Loslassen im Kinn spüren. Bei einer weichen Kinnmuskulatur sind die Lippen ebenfalls weich, und die Mundwinkel und die Wangen können bei einem leichten Lächeln nach oben tendieren. Wenn die Lippen fest geschlossen sind, ist die Kinnmuskulatur angespannt. Dadurch werden die Mundwinkel und auch die Gesichtsmuskeln nach unten gezogen. Die Kinnmuskulatur soll gelockert und geschmeidig weich gehalten werden. Die Lippen sollen weich sein und lächeln. Die Mundwinkel und die Gesichtszüge können muskulär wieder angehoben werden.

Es ist besonders darauf zu achten, daß der Kinnmuskel locker gehalten ist und die Lippen immer weich und leicht geöffnet sind. So können die Mundwinkel muskulär nach oben geführt werden. Dabei tendieren auch die Wangen und Gesichtsmuskeln aufwärts! Durch diese Übungen werden die seitlichen Kinnmuskeln (Dreieckmuskel oder Mundwinkelniederzieher) über die Mundwinkel muskulär aktiviert und seitwärts angehoben.

**Ü:** Bodenkontakt und Körperhaltung kontrollieren, Hals-Kinn-Winkel beachten. Augen bewußt öffnen. Lippen weich und locker halten! Heben Sie die Hand in Kinnhöhe, der Ellbogen weist leicht zur Seite. Legen Sie die Zeigefingerkuppe sanft auf die Mitte des Kinns und führen Sie sehr sanft und langsam die Muskel unter der Haut ganz wenig nach unten. Gleichzeitig denken Sie die Mundwinkel langsam muskulär nach oben. Nun spüren Sie den Aufwärtszug in den Mundwinkeln. Auch die Nasenflügel sind leicht angehoben. Beim langsamen Loslassen des Muskelzugs tendieren die Mundwinkel wieder abwärts. Auch die Nasenflügel lockern sich. Öfters langsam üben.

**Ü:** Hals-Kinn-Winkel beachten, Lippen weich und leicht geöffnet halten! Heben Sie nun beide Hände in Kinnhöhe. Die Ellbogen weisen leicht zur Seite. Legen Sie die Zeigefingerkuppen mit einem kleinem Abstand (ca. 3 mm) nebeneinander sanft in die Kinnmitte. Führen Sie mit Hilfe der Finger die Muskeln unter der Haut langsam ein wenig und sanft nach unten. Denken Sie gleichzeitig die seitlichen Kinnmuskeln (Mundwinkelniederzieher) langsam gedanklich, willentlich muskulär hinauf in Richtung Mundwinkel (**Abb. 34**). Beim Aufwärtszug der seitlichen Kinnmuskel werden auch die Mundwinkel muskulär nach oben angehoben. Der Muskelzug fließt von der Oberlippe weiter über den Eckzahnmuskel (Caninus) aufwärts bis in

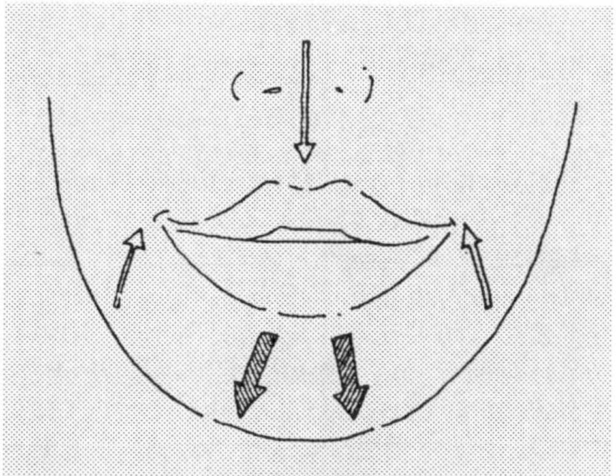

Abb. 34

den Bereich der Nasenflügel, die sich ebenfalls leicht anheben. Sie spüren die seitliche Muskelaufwärtsstraffung im Kinn- und Mundbereich und weiter aufwärts bis zu den Wangen, Augen und Schläfen. Beim langsamen Lösen spüren Sie, wie die Mundwinkel, die seitlichen Kinnmuskeln und die Wangen absinken. Öfters und langsam wiederholen.

**Ü:** Hals-Kinn-Winkel beachten. Lippen sind weich und leicht geöffnet. Im Bereich Kinnmitte denken Sie den locker gehaltenen Kinnmuskel langsam, willentlich leicht nach unten. Seitlich beim Kinn führen Sie gedanklich, willentlich muskulär die seitliche Kinnmuskulatur (Mundwinkelniederzieher) langsam aufwärts in Richtung Mundwinkel. Spüren Sie, wie der Muskelzug beim Kinn seitwärts hinauffließt und die Mundwinkel nach oben tendieren können. Öfters und langsam wiederholen.

## Folgende Übungen dienen der Geschmeidigkeit der Lippen:

**Ü:** Bodenkontakt, Körperhaltung und Hals-Kinn-Winkel beachten und die Augen bewußt öffnen! Bei der folgenden Übung öffnen Sie ein wenig die weich gehaltenen Lippen. Sie lächeln und drücken federnd einen Handrücken sanft und zart gegen Ihre Lippen. Vergessen Sie nicht, sanft zu lächeln! Die Lippen sollten dabei so zart und weich sein wie beim Küssen eines Babys. Nun federn Sie öfters langsam ganz zart und weich die leicht geöffneten Lippen sanft gegen den Handrücken, einige Male die Oberlippe und einige Male die Unterlippe. Nach öfterem Üben können Sie spüren, wie die Lippen weich werden und sich voll anfühlen.

Es gibt eine Reihe wirksamer Übungen gegen die Faltenbildung um die Lippen. Zunächst eine Übung speziell für die Oberlippe:

**Ü:** Bodenkontakt, aufrechte Sitzhaltung und Hals-Kinn-Winkel beachten! Das Kinn und die Lippen werden weich und locker gehalten. Die Lippen werden beim Üben nicht verzogen. Sie sind leicht geöffnet und lächeln. Arme in Mundhöhe heben. Ellbogen weisen zur Seite. Die gestreckten Mittelfinger berühren ganz leicht die Mitte der Oberlippe. Versuchen Sie, mit den Bewegungen Ihrer Mittelfinger die Muskulatur unter den Lippen gedanklich muskulär mitzuführen. Ohne die Haut zu verschieben, streichen Sie von der Mitte der Oberlippe langsam und sanft nach außen zu den Mundwinkeln hin und langsam aufwärts in Richtung Schläfen. Oft langsam wiederholen. Sie können die Straffung in der Oberlippe spüren. Durch den spürbaren Muskelzug nach außen können mit der Zeit die Fältchen auf der Oberlippe gemildert werden. Beim langsamen Loslassen können Sie spüren, wie sich die Oberlippe wieder zusammenzieht. Öfters und langsam wiederholen (**Abb. 35**).

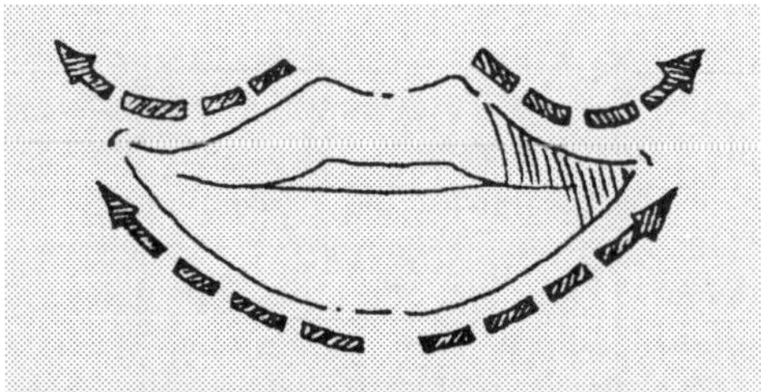

Abb. 35

Übung für die Unterlippe:

**Ü:** Bodenkontakt und Hals-Kinn-Winkel beachten. Die Lippen nicht verziehen. Sie sind leicht geöffnet und locker gehalten. Die gestreckten Mittelfinger berühren ganz leicht die Haut unter der Unterlippe. Mit den Mittelfingern (nehmen Sie gedanklich muskulär die Muskeln unter der Lippe mit) streichen Sie, ohne die Haut zu verschieben, langsam und sanft über die Konturen der Unterlippe aufwärts zu den Mundwinkeln und langsam weiter in Richtung Schläfen. Öfters und langsam wiederholen. Sie können die Straffung an der Unterlippe spüren. Beim langsamen Lösen können Sie spüren, wie sich die Unterlippe wieder zusammenschiebt. Öfters langsam wiederholen.

Übung für die Oberlippe:

**Ü:** Bodenkontakt, Hals-Kinn-Winkel beachten. Die Lippen sind weich und leicht geöffnet. Nun versuchen Sie, die Übung ohne Zuhilfenahme der Finger gedanklich, willentlich muskulär auszuführen. Die Lippen nicht verziehen. Von der Mitte der Oberlippe glätten Sie gedanklich, willentlich muskulär die Lippe langsam in Richtung Mundwinkel und ebenso aufwärts in Richtung Schläfen. Muskelspannung der Lippe nach außen spüren, dann langsam und bewußt lösen. Oft und langsam üben!

Übung für die Unterlippe:

**Ü:** Lippen locker halten. Ohne Zuhilfenahme der Finger die gleiche Übung im Bereich der Unterlippe ausführen! Von der Mitte der Unterlippe versuchen Sie, langsam ohne die Lippe zu verziehen, die Lippe gedanklich, willentlich muskulär zu den

Mundwinkeln hinauf und den Muskelzug weiter gedanklich muskulär in Richtung Schläfen zu führen. Auch hier kann man beim langsamen Lösen das Zusammenziehen der Unterlippe spüren. Oft und langsam wiederholen.

## Auch die folgende Übung wirkt straffend auf die Oberlippe (gegen Fältchen):

**Ü:** Bodenkontakt, Körperhaltung und Hals-Kinn-Winkel kontrollieren! Das Kinn in der Mitte locker halten! Die Lippen weich und leicht geöffnet halten. Die Augen sind groß geöffnet! Heben Sie die Arme in Mundhöhe. Die Ellbogen weisen nach außen. Legen Sie beidseitig die Kuppen der Mittelfinger ganz leicht auf die Haut zwischen Nase und Oberlippe, und zwar neben der nach unten gedachten Verlängerung des Nasenstegs bzw. neben der höchsten Erhebung des Lippenbogens. Die Muskeln unter der Lippe willentlich, gedanklich mitführen, aber die Lippe dabei nicht verziehen. Bilden Sie mit den Fingerkuppen sanft, zart und langsam ganz winzige Kreise über die Oberlippe, ohne die Haut zu verschieben. (Die winzigen Kreisbewegungen verlaufen von der Mitte der Lippe nach unten, nach außen hoch und wieder zur Mitte herunter. Die winzige Kreisbewegung »nach außen hoch« etwas mehr betonen.) Sie kreisen nun mit Hilfe der Mittelfingerkuppen gleichzeitig sanft, klein und winzig langsam über die Oberlippe nach außen. Bei den Mundwinkeln klein und bewußt aufwärts kreisen und in Richtung Schläfen ausstreichen (**Abb. 36**). Sie können fühlen, wie Ihre Lippen nach außen leicht gestrafft und auch die Mundwinkel angehoben sind. Sie lächeln sanft. Beim langsamen Lösen können Sie spüren, wie die Mundwinkel leicht absinken und die Oberlippe sich zusammenzieht. Auch diese Übung dient der Lockerung der Oberlippenmuskulatur. Sie wirkt den Fältchen entgegen. Öfters und langsam wiederholen!

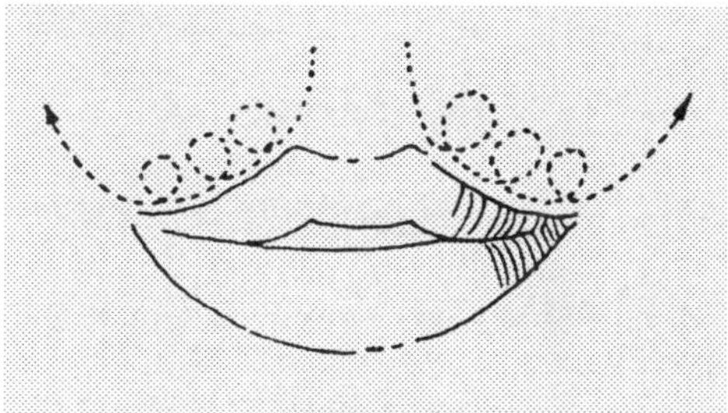

Abb. 36

## Diese Übung wirkt straffend auf die Unterlippe:

**Ü:** Bodenkontakt, Hals-Kinn-Winkel beachten. Das Kinn locker halten. Die Lippen sind weich und leicht geöffnet. Die Arme in Mundhöhe heben. Die Ellbogen weisen nach außen. Bilden Sie mit den Fingerkuppen, welche die Mitte der Unterlippe sanft berühren, zart und langsam winzige Kreise über der Unterlippe, ohne die Haut dabei zu verschieben. Sie sollten die Muskeln unter der Lippe gedanklich mitführen (die winzige Kreisbewegung verläuft von der Mitte der Lippe nach unten, nach außen hoch und wieder zur Mitte). Die winzigen Kreisbewegungen nach außen betonen. Nun von der Mitte der Unterlippe mit Hilfe der Mittelfingerkuppen sanft aufwärts über die Unterlippe langsam winzig in Richtung Mundwinkel kreisen und über die Mundwinkel aufwärts ausstreichen. Sie können fühlen, wie die Unterlippe gestrafft ist und die Mundwinkel angehoben werden. Beim langsamen Lösen spüren Sie, wie die Mundwinkel leicht absinken und sich die Unterlippe zusammenzieht. Öfters und langsam üben.

Die folgenden Übungen aktivieren und beleben die Mundwinkel und heben sie an. Sie können den Unterschied genau spüren: wenn Sie zuerst mit einem Mundwinkel üben, so ist dieser nach oben angehoben, der andere hingegen hängt abwärts.

**Ü:** *Ismakogie*-Haltung einnehmen. Kinn und Lippen weich und locker halten. Augen bewußt öffnen! Den rechten Arm heben. Der Ellbogen weist waagrecht zur Seite. Legen Sie sanft die Mittelfingerkuppe außen auf den rechten Mundwinkel und federn Sie langsam, sanft und zart dagegen in die Tiefe. Der Finger bleibt aber auf dem Mundwinkel. Nun führen Sie die sanfte Druck- und Pumpbewegung langsam, ganz

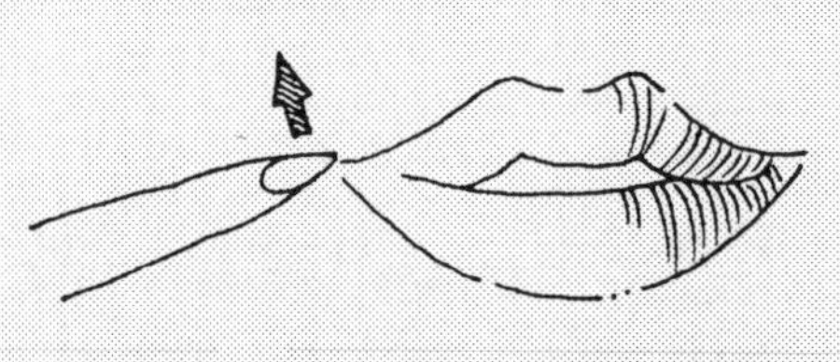

Abb. 37

wenig und zart nach oben aus, ohne den Mundwinkel zu verschieben (**Abb. 37**). Öfters wiederholen. Geben Sie langsam den Arm herunter und warten Sie ein wenig. Nun vergleichen Sie beide Mundwinkeln. Auf der aktivierten Seite tendiert der muskulär belebte Mundwinkel nach oben. Öfters und langsam üben.

**Ü:** Bodenkontakt und Körperhaltung beachten. Lippen weich und leicht geöffnet halten. Nun heben Sie den linken Arm, der Ellbogen weist waagrecht zur Seite. Legen Sie sanft die Mittelfingerkuppe außen auf den linken Mundwinkel und lassen ihn dort. Federn Sie langsam, sanft und zart in die Tiefe dagegen. Nun üben Sie die sanfte Druck- und Pumpbewegung langsam, ganz wenig und zart nach oben aus, ohne den Mundwinkel zu verschieben. Öfters wiederholen. Nehmen Sie langsam den Arm herunter. Vergleichen Sie auch jetzt wieder beide Mundwinkel. Beide muskulär belebte Mundwinkel tendieren nun nach oben. Öfters und langsam üben.

**Ü:** Bodenkontakt und Hals-Kinn-Winkel beachten. Kinn und Lippen locker halten. Lippen leicht öffnen. Lächeln! Nun führen Sie diese Übung mit der rechten und der linken Hand gleichzeitig aus. Achten Sie besonders auf die waagrecht zur Seite gehaltenen Ellbogen. Mit den Mittelfingerkuppen federn Sie langsam, sanft und zart ein wenig außen auf die Mundwinkel. Die Lippen bleiben leicht geöffnet. Nun die sanfte Druck- und Pumpbewegung langsam und sanft ganz wenig nach oben ausführen, ohne die Mundwinkeln zu verschieben. Öfters und langsam wiederholen.

**Ü:** Bodenkontakt. *Ismakogie*-Haltung einnehmen. Kinn und Lippen weich halten. Die Lippen leicht öffnen. Die Ellbogen weisen nach außen und zur Seite. Die in einer Höhe gehaltenen Fingerkuppen der Zeige-, Mittel- und Ringfinger legen Sie sanft außen in die Verlängerung Ihrer Mundspalte. Federn Sie mehrmals langsam und ganz sanft und zart in die Muskulatur (Wangenmuskel–Buccinator) in der Verlängerung Ihrer Mundspalte.

Auch die folgenden Übungen wirken gegen hängende Mundwinkel:

**Ü:** Bodenkontakt, aufrechte Sitzhaltung und Hals-Kinn-Winkel beachten. Kinn und Lippen weich und locker halten. Die Lippen beim Üben nicht verziehen. Sie sind leicht

geöffnet. Halten Sie die Unterarme waagrecht zur Seite. Schließen Sie Daumen und Zeigefinger beider Hände in Höhe der Mundwinkel, als würden Sie die Mundwinkel festhalten (**Abb. 38**).
Nun stellen Sie sich vor, Sie biegen gedanklich, willentlich muskulär mit Hilfe Ihrer Finger langsam die Mundwinkel nach oben, so als würden Sie mit den Mundwinkeln einen biegsamen Draht nach oben biegen. Führen Sie den Muskelzug weiter aufwärts in Richtung Schläfen. Halten Sie die

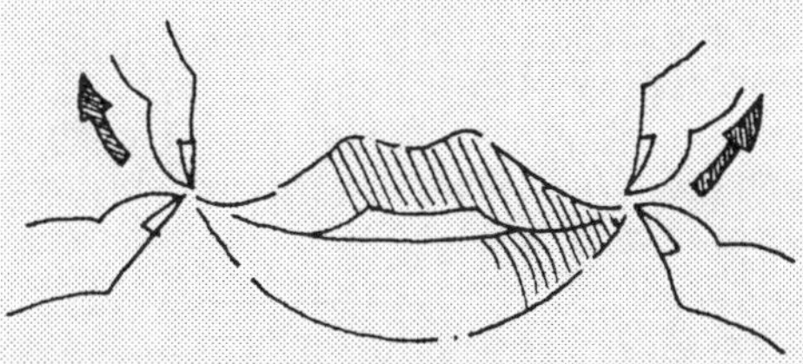

Abb. 38

Mundwinkel muskulär nach oben und fühlen Sie beim langsamen Loslassen, wie die Mundwinkel wieder absinken. Öfters und langsam üben!

**Ü:** Kinn und Lippen weich halten. Lippen leicht öffnen und beim Üben nicht verziehen. Nun ohne Zuhilfenahme der Finger die vorhergehende Übung ausführen. Stellen Sie sich vor, daß sich die Mundwinkel gedanklich, willentlich muskulär wie mit einem biegsamen Draht langsam nach oben und in Richtung Schläfen biegen. Langsam lösen. Oft und langsam üben, bis die nach oben weisenden Mundwinkel zur »Gewohnheitshaltung« werden.

**Ü:** Bodenkontakt beachten. Haltung korrigieren. Lippen leicht öffnen! Legen Sie einen Mittelfinger sanft unter den Nasensteg auf die Furche über der Oberlippe. Bewegen Sie den Bereich vom Nasensteg in einer geraden Linie mit dem Finger leicht, sanft und langsam abwärts zur Oberlippe. Gleichzeitig denken Sie die Mundwinkel willentlich, muskulär, langsam aufwärts. Beim langsamen Lösen des Fingerdrucks können Sie spüren, wie die Mundwinkel absinken. Oft und langsam wiederholen!

**Ü:** Hals-Kinn-Winkel beachten. Die Lippen bleiben locker. Die vorhergehende Übung nun gedanklich ausführen. Denken Sie eine Linie vom Nasensteg aus über die Lippenfurche muskulär langsam abwärts. Gleichzeitig denken Sie willentlich muskulär die Mundwinkel langsam nach oben. Oft und langsam üben. Beim langsamen Loslassen spüren Sie, wie die Mundwinkel wieder abwärts ziehen.

**Ü:** Hals-Kinn-Winkel kontrollieren. Kinn und Lippen weich halten. Die Augen sind bewußt geöffnet.
Verziehen Sie bei der folgenden Übung nicht den Mund, sondern halten Sie die Lippen leicht geöffnet und lächeln Sie! Stellen Sie sich einen Punkt im oberen Teil des Hinterkopfes vor. Ohne den Mund zu verschieben, führen Sie nun langsam gedanklich, willentlich muskulär die Mundwinkel nach oben in Richtung Schläfen und langsam weiter zu dem gedachten Punkt nach rückwärts zum Hinterkopf. Nun denken Sie sich noch langsam die äußeren Augenwinkel willentlich muskulär nach rückwärts zu dem gedachten Punkt. Fühlen Sie die Muskelstraffung nach außen im Gesicht. Spüren Sie vom Hinterkopf aus beim langsamen Lösen dieser *gesichtsstraffenden Übung*, wie die Gesichtsmuskelspannung nach vorne wieder nachläßt bzw. erschlafft. Daher oft langsam üben!

Die folgenden Übungen heben und straffen die Wangen:

**Ü:** Bodenkontakt, Körperhaltung und Hals-Kinn-Winkel beachten. Kinn und Lippen sind weich, die Lippen leicht geöffnet. Versuchen Sie, mit Hilfe der gestreckten Mittelfinger, die Sie in Höhe der muskulär angehobenen Mundwinkel halten, ohne die Haut zu berühren, langsam von den Mundwinkeln aus den Jochbeinmuskel gedanklich, willentlich muskulär schräg hinauf zum Jochbein zu führen. Halten Sie diesen Zug und fühlen Sie die Straffung der Wangen nach oben. Beim langsamen Lösen ist der Abwärtszug in den Wangen spürbar. Öfters und langsam wiederholen.

**Ü:** Kinn und Lippen sind weich, die Lippen leicht geöffnet. Üben Sie nun ohne Zuhilfenahme der Finger, aber ohne das Gesicht beim Üben zu verziehen. Führen Sie gedanklich den Jochbeinmuskel von den Mundwinkeln langsam, willentlich muskulär schräg hinauf zum Jochbein. Die Wangen sind muskulär oben gehalten. Langsam lösen. Die Wangen verlieren den muskulären Halt und ziehen abwärts. Öfters langsam wiederholen!

**Ü:** Hals-Kinn-Winkel beachten. Kinn und Lippen sind weich. Die Lippen sind leicht geöffnet. Nun versuchen Sie, vom Jochbein langsam den Jochbeinmuskel gedanklich, willentlich muskulär zum Mundwinkel hin zu aktivieren. Dabei wird der Mundwinkel willentlich vom Jochbeinmuskel angehoben, und die Wangen sind gestrafft. Beim langsamen Loslassen tendieren die Wangen und die Mundwinkel abwärts. Oft und langsam wiederholen.

# Die Ohren

Das Ohr wird in das äußere, das Mittel- und das innere Ohr unterteilt (**Abb. 39**). Das *äußere Ohr* nimmt durch die Ohrmuschel die Schallwellen auf, die im Gehörgang zum Trommelfell gelangen, wo sie über die Gehörknochen in mechanische Energie umgewandelt werden. Diese Energie bringt eine Flüssigkeit in Schwingung, die den Sinnesreiz über Nervenbahnen an das Gehirn weitergibt.
Das *innere Ohr* teilt sich in den Vorhof, die Bogengänge und die Schnecke. Im Vorhof und in den Bogengängen (drei rechtwinkelig aufeinander stehende Kanäle, die mit Flüssigkeit gefüllt sind) liegen die Rezeptoren der Gleichgewichtsnerven, die dem Gehirn mitteilen, in welcher Lage sich der Kopf befindet. Die Schnecke ist ebenfalls mit Flüssigkeit gefüllt und besitzt Aufnahmeapparate für die Schallerregungen: durch kleine Härchen, die in die

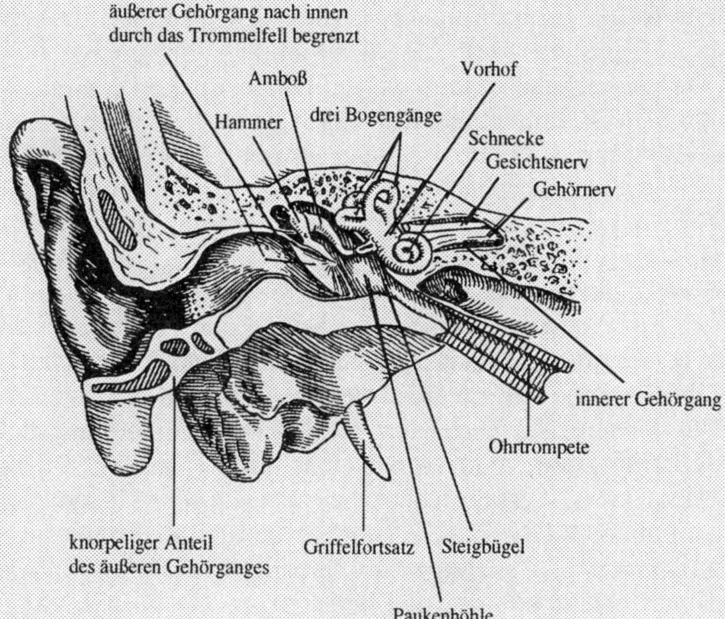


Abb. 39

Flüssigkeit hineinragen, werden Nerven angeregt, welche die Schwingungen in elektrische Energie umwandeln und an das Gehirn weiterleiten.
Der Mensch hat die Fähigkeit verloren, das Ohr muskulär selbst zu bewegen. Durch den bewußten Einsatz der Muskeln der Schläfen-/Scheitelgegend lassen sich aber kleine Muskelbewegungen um die Ohren ausführen.

In unserer heutigen Umwelt werden wir ständig von Geräuschen bzw. Informationen berieselt. Musik in Kaufhäusern, im Auto, bei der Arbeit, Lärm auf der Straße– unsere Ohren sind fast immer Reizen ausgesetzt. Das bewußte Hören wird immer schwieriger. Man verliert die Fähigkeit, konzentriert zu hören. Der Verlust des Gehörsinns muß nicht unbedingt körperliche Ursachen haben, die Gründe können im psychischen und sozialen Umfeld zu suchen sein. Es kann vorkommen, daß Menschen gerade so lange und so viel hören, wie sie dazu bereit sind. Dadurch wird die Hörfähigkeit mehr und mehr eingeschränkt. Eine mögliche Folge ist eine Abkapselung von der Umgebung.
Das Hörorgan ist ein äußerst sensibles Gebilde, das wie unsere Augen bewußt eingesetzt werden sollte. Kinder beweisen uns, wie vorherrschend unser Gehörsinn einmal war. Babys reagieren viel heftiger auf Geräusche und Stimmen als auf optische Reize. So bestimmen sie die Lage im Raum. Die Stimmen der Eltern, speziell die der Mutter, sind anfänglich die einzige Beziehung zur Umwelt. Das ist auch der Grund, warum Kinderspielzeug zumeist mit Geräuschen verbunden ist. Leider geht die Fähigkeit des bewußten Hörens im späteren Leben oft verloren. Es fällt uns sogar schwer, Naturgeräusche, wie Wasserplätschern, Vogelgezwitscher oder das Rauschen der Baumwipfel, bewußt wahrzunehmen. Die Wichtigkeit des Ohrs war schon im alten China bekannt: Man verglich das Ohr mit einem Embryo und ordnete jedem Punkt am Ohr ein Körperorgan zu (analog der Fußzonenreflexmassage).
Psychischer Streß und der Verlust der Selbstkontrolle können empfindliche Störungen hervorrufen. Es kann auch zu Durchblutungsstörungen kommen, da die zum Ohr führende Arterie nicht mehr ausreichend mit Sauerstoff angereichertes Blut transportiert. Dies kann zu einer Unterversorgung im Ohr führen. In der Medizin spricht man vom sogenannten Hörsturz. Davon kann die streßgeplagte Hausfrau genauso betroffen sein wie der Manager, der von einem Termin zum anderen hetzt. Diese Störung betrifft aber nicht nur das Gehör, sondern auch die zweite wichtige Funktion, den Gleichgewichtssinn. Schwindelgefühl und Unsicherheit sind mögliche Folgen. Die Auswirkungen betreffen das ganze Muskelgleichgewicht. Stehen wir auf einem Bein, so belasten wir den Körper einseitig. Das kann mit der Zeit zu Beeinträchtigungen der Körperbalance führen, da sich eine Körperhälfte stärker entwickelt. Die ***Ismakogie***

hilft auch in diesem Bereich (vgl. Schwingungsübungen, in: Brigitta und Roman Horatschek, »Fit durch *Ismakogie*«, Brigitta Horatschek, »*Ismakogie* von A–Z«). In diesem Band beschäftigen wir uns mit der Beweglichkeit der Muskulatur rund um die Ohren und dem wieder bewußten Hören.

Bei den Ohrenübungen ist besonders über den Fußaußenrand der Bodenkontakt zu verstärken. Der seitliche Muskelaufwärtszug führt vom Fußaußenrand über den Knöchel, über die seitliche Unter- und Oberschenkelmuskulatur, weiter über Becken und Brustkorb hinauf bis zur seitlichen Gesichts- und Ohrenmuskulatur. Sie können bei bewußtem Bodenkontakt des Fußaußenrands die Aktivierung der Muskelbahnen von der Fußsohle (Außenrand) aufwärts bis zum Gesicht und zum Ohr spüren. Weiters ist die aufrechte, muskulär geordnete Körperhaltung und der richtige Hals-Kinn-Winkel zu kontrollieren. Es ist unbedingt darauf zu achten, daß die Augen groß geöffnet sind und der Blick nicht zu Boden gerichtet wird. Durch die Übungen mit den Ohren werden auch die Augenmuskeln und der Kieferbereich positiv beeinflußt, da diese drei Bereiche nahe beisammen liegen. Das Kinn und die Lippen weich und locker halten und lächeln!

Versuchen Sie, die folgenden Übungen einmal bewußt und langsam nur in einem Ohrbereich auszuführen. Sie können den großen muskulären, straffenden Unterschied in dieser Gesichtsseite spüren. Sie sollten aber auch im anderen Ohrbereich genauso bewußt und langsam üben!

Bewegungen der Ohren nach hinten:

**Ü:** Bodenkontakt und Hals-Kinn-Winkel beachten. Lippen leicht geöffnet halten. Legen Sie die Fingerkuppen gleichmäßig verteilt hinter den Ohrmuscheln auf die Kopfhaut. Ziehen Sie nun langsam mit Hilfe der Finger die Muskeln unter der Kopfhaut nach hinten. Öfters und langsam wiederholen.

**Ü:** Versuchen Sie nun, die Muskeln hinter den Ohren mit eigener Muskelkraft langsam gedanklich, willentlich muskulär nach hinten zu ziehen (**Abb. 40**). Kontrollieren Sie diese Bewegung mit den Fingerkuppen, die die Haut nur noch ganz sanft berühren. Die Muskeln sollten mit zunehmender Übung die Finger mitnehmen.

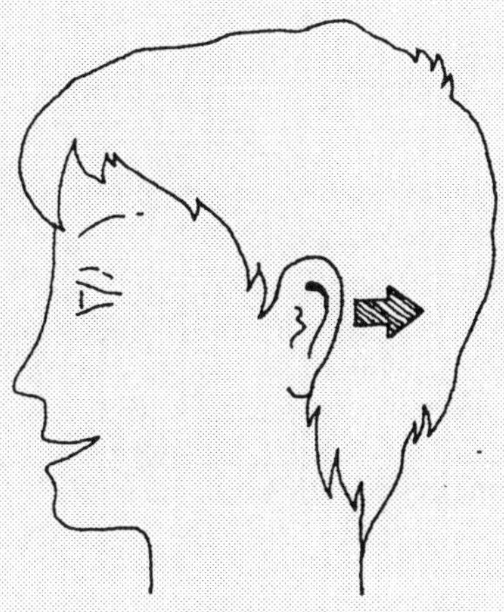

Abb. 40

**Ü:** Bodenkontakt, Körperhaltung und Hals-Kinn-Winkel kontrollieren. Kinn und Lippen locker halten. Lächeln. Augen bewußt öffnen! Versuchen Sie, ohne Zuhilfenahme der Finger langsam und bewußt die Muskeln hinter den Ohren gedanklich, willentlich muskulär nach hinten zu ziehen. Auch das langsame Lösen der Muskelzüge hinter den Ohren bewußt mitverfolgen!

## Bewegung der Ohren nach oben:

**Ü:** Legen Sie die Fingerkuppen gleichmäßig verteilt sanft unter den Ohrmuscheln auf die Kopfhaut. Ziehen Sie mit Hilfe der Finger die Muskeln langsam und leicht nach oben. Öfters langsam wiederholen.

**Ü:** Bodenkontakt, Hals-Kinn-Winkel kontrollieren. Lippen locker halten, lächeln! Versuchen Sie schließlich, die Aufwärtsbewegung der Muskeln unter den Ohrmuscheln mit eigener Muskelkraft langsam nach oben auszuführen. Sie ziehen die Muskeln oben, unter den Ohrmuscheln, langsam und bewußt, gedanklich, willentlich muskulär nach oben (**Abb. 41**). Kontrollieren Sie diese Muskelbewegung nach oben mit den Fingerkuppen, die die Haut nur noch ganz sanft berühren. Die Muskeln sollen mit zunehmender Übung die Finger mitnehmen. Öfters und langsam üben!

**Ü:** Bodenkontakt und Hals-Kinn-Winkel beachten. Kinn und Lippen locker halten und lächeln. Versuchen Sie, ohne Zuhilfenahme der Finger, langsam und bewußt die Muskeln über den Ohren gedanklich, willentlich muskulär nach oben zu ziehen. Das langsame Lösen der Muskelzüge über den Ohren bewußt mitverfolgen! Langsam und oft wiederholen.

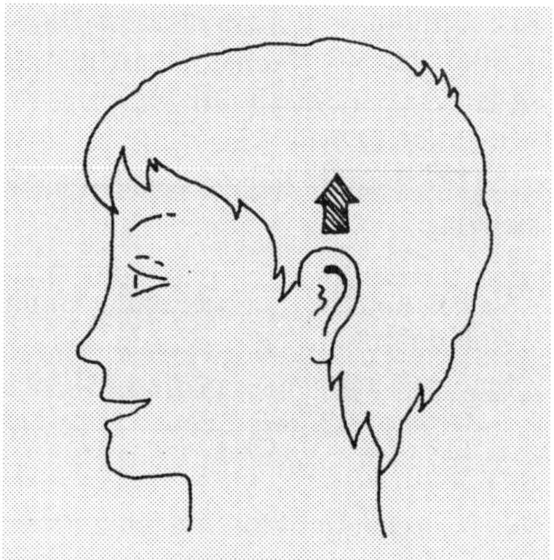

Abb. 41

## Die folgenden Übungen sind auch gesichtsmuskelstraffende Übungen nach außen – ein Lifting:

**Ü:** Aufrechte Körperhaltung und Hals-Kinn-Winkel kontrollieren! Augen bewußt öffnen, Lippen weich halten und lächeln. Bei dieser Übung ist besonders darauf zu achten, daß der Kopf nicht mit den Bewegungen nach hinten mitzieht, sondern ruhig auf der Halswirbelsäule gehalten wird. Halten Sie nun Ihre Hände in Höhe der Ohren, ohne sie zu berühren. Die Handflächen zeigen zu den Ohren. Die Kuppen der gestreckten Finger weisen nach hinten. Die Ellbogen sind angehoben. Sie führen nun Ihre Hände mit den folgenden Muskelbewegungen langsam nach hinten. Stellen Sie sich vor, Sie ziehen langsam mit Hilfe Ihrer Finger die Ohren gedanklich, willentlich muskulär weit nach hinten. Hinten ziehen Sie die Ohren willentlich zueinander, als würden Sie sie am Hinterkopf verbinden. Bei dieser Übung spüren Sie nicht nur den muskulären

Zug der Ohren nach hinten, sondern auch die Straffung der Gesichtszüge nach außen und in Richtung Hinterkopf.

**Ü:** Nun stellen Sie sich vor, Sie ziehen, ohne Hilfe Ihrer Hände, Ihre Ohren langsam, willentlich, gedanklich muskulär weit nach hinten. Ziehen Sie die Ohren willentlich zueinander, als würden Sie sie am Hinterkopf verbinden. Bei dieser Übung spüren Sie nicht nur den muskulären Zug der Ohren nach hinten, sondern auch die Straffung der Gesichtszüge nach außen und in Richtung Hinterkopf.

## Die folgenden Übungen sind auch nach oben gesichtsmuskelstraffend – ein Lifting:

**Ü:** Aufrechte Körperhaltung und Hals-Kinn-Winkel kontrollieren! Augen bewußt öffnen. Kinn und Lippen locker halten und lächeln. Bei der folgenden Übung ist besonders darauf zu achten, daß der Kopf nicht mit den Bewegungen mitzieht, sondern ruhig gehalten wird. Halten Sie Ihre Hände in Höhe der Ohren. Die Handflächen zeigen zu den Ohren, die Kuppen der gestreckten Finger nach oben. Die Ellbogen sind angehoben. Sie führen nun Ihre Hände mit den folgenden Muskelbewegungen langsam nach oben mit. Stellen Sie sich vor, Sie ziehen langsam mit Hilfe Ihrer Hände Ihre Ohren gedanklich, willentlich muskulär weit nach oben. Stellen Sie sich vor, Sie spitzen die Ohren noch weiter nach oben. Sie können im Gesicht die seitliche Muskelstraffung nach oben spüren. Beim langsamen Lösen fließt der Muskelzug wieder abwärts. Oft und langsam wiederholen.

**Ü:** Versuchen Sie nun, ohne Zuhilfenahme der Hände, die Muskeln, die oben hinter der Ohrmuschel liegen, willentlich nach oben zu führen und die Ohren gedanklich, willentlich muskulär, langsam weit nach oben zu ziehen. Nun stellen Sie sich vor, Sie spitzen Ihre Ohren noch weiter nach oben. Bei dieser Übung spüren Sie nicht nur den muskulären Zug der Ohren nach oben, sondern auch die Straffung der Gesichtszüge. Das langsame Lösen bewußt mitverfolgen. Öfters langsam wiederholen.

**Ü:** Hals-Kinn-Winkel beachten. Lippen locker halten! Versuchen Sie, das rechte Ohr langsam, gedanklich muskulär an den Kopf anzulegen und muskulär, langsam nach hinten und nach oben zu führen. Sie können die muskuläre Straffung im Ohrbereich und in der rechten Gesichtshälfte spüren. Das langsame Lösen bewußt mitverfolgen. Öfters und langsam wiederholen.

**Ü:** Nun versuchen Sie, das linke Ohr langsam und bewußt, gedanklich, willentlich muskulär an den Kopf anzulegen und muskulär, langsam nach hinten und nach oben zu führen. Nun spüren Sie die muskuläre Straffung im linken Ohr- und Gesichtsbereich. Langsam lösen. Üben, üben!

**Ü:** Hals-Kinn-Winkel beachten. Führen Sie nun beide Ohren langsam gedanklich, willentlich muskulär an den Kopf und ziehen Sie die Ohren langsam muskulär nach hinten und nach oben. Sie spüren die Straffung in beiden Gesichtshälften. Langsam lösen. Öfters langsam wiederholen.

## Folgende Übungen verstärken die Belebung im inneren Ohrbereich und helfen, bewußter zu hören:

**Ü:** Bodenkontakt verstärkt einsetzen. Auf die aufrechte Körperhaltung und den Hals-Kinn-Winkel achten. Kinn und Lippen locker halten und lächeln. Stellen Sie sich vor,

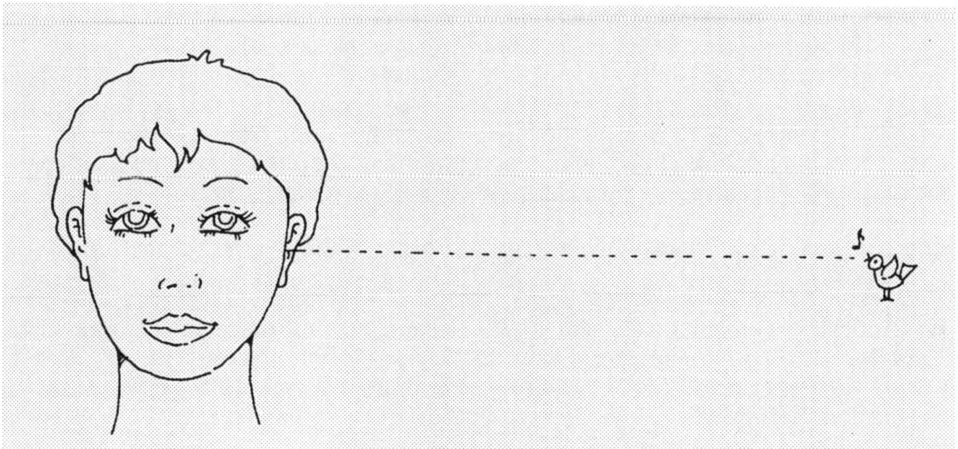

Abb. 42

Sie konzentrieren sich auf die leisesten Töne oder Geräusche und öffnen dazu willentlich Ihren rechten Gehörgang ganz weit. Versuchen Sie, sich in Ihr rechtes Innenohr zu denken, bewußt innen zu hören und dann den Gehörgang langsam, gedanklich, bewußt weit nach außen zu führen und bewußt außen zu hören. Nun stellen Sie sich vor, Sie öffnen Ihren Gehörgang weit nach rechts außen, wie die Öffnung einer großen Trompete. Hören Sie besonders aufmerksam rechts, ganz weit von sich entfernt (**Abb. 42**). Sie können jetzt eine starke muskuläre Straffung im rechten Gesichts- und Ohrbereich spüren. Das langsame Lösen wieder bewußt mitverfolgen. Auf der rechten Seite öfters langsam wiederholen.

Vergleichen Sie beide Gehörgänge: auf der rechten, geübten Seite ist der Gehörgang besser geöffnet, und man hört deutlicher. Nach öfterem Üben können Sie die bessere Durchblutung auf dieser Ohr- und Gesichtsseite spüren.

Im linken Ohrbereich hat man das Gefühl, das Ohr ist mehr verschlossener. Sie hören nicht so klar, und Sie spüren auf dieser Seite keine muskuläre Straffung und keine Durchblutung.

**Ü:** Haltungskontrolle. Hals-Kinn-Winkel beachten. Lippen locker halten und lächeln. Versuchen Sie, sich nun langsam und bewußt in Ihr linkes Innenohr zu denken und bewußt innen zu hören. Anschließend versuchen Sie den Gehörgang langsam, gedanklich, bewußt nach außen zu führen und bewußt außen zu hören. Stellen Sie sich nun vor, Sie öffnen Ihren linken Gehörgang weit nach links außen, wie die Öffnung einer großen Trompete.

Hören Sie besonders aufmerksam links, ganz weit von sich entfernt. Sie können auch hier eine starke muskuläre Straffung im linken Gesichts- und Ohrbereich wahrnehmen. Langsam und bewußt lösen. Öfters und langsam wiederholen!

**Ü:** Nun bewußt mit beiden Ohren hören. Haltung kontrollieren und Lippen locker halten! Versuchen Sie nun, sich in Ihre Ohren hineinzudenken und bewußt innen zu hören. Dann führen Sie die Gehörgänge langsam, gedanklich, willentlich muskulär weit nach außen und hören bewußt außen. Stellen Sie sich nun vor, Sie öffnen Ihre Gehörgänge weit außen, wie die Öffnung einer großen Trompete. Hören Sie besonders aufmerksam ganz weit von sich entfernt. Sie können in beiden Gesichtshälften und Ohrbereichen eine starke muskuläre Straffung wahrnehmen. Langsam lösen und die Muskelbewegungen bewußt mitverfolgen. Öfters langsam wiederholen und in den Alltag einbauen.

**Ü:** Haltung kontrollieren. Der Kopf bleibt im Hals-Kinn-Winkel ruhig gehalten. Die Lippen sind leicht, die Augen sind groß geöffnet. Denken Sie sich wieder in Ihre Ohren hinein und hören Sie bewußt innen. Dann stellen Sie sich vor, Sie führen langsam Ihre Gehörgänge gedanklich, willentlich muskulär nach außen. Anschließend führen Sie die Gehörgänge langsam muskulär weit nach hinten. Denken Sie sich, jemand steht etwa hundert Meter hinter Ihnen und spricht ganz leise zu Ihnen. Sie möchten das Gesagte bewußt mit Ihren Ohren von weit hinten hören. Halten Sie kurze Zeit diese Spannung und spüren Sie die straffende Wirkung auf die Gesichts- und Ohrbereiche. Langsam und bewußt lösen. Öfters langsam wiederholen und die Übungen in den Alltag einbauen.

**Ü:** Haltung kontrollieren. Der Kopf bleibt im Hals-Kinn-Winkel ruhig gehalten. Die Lippen sind leicht, die Augen groß geöffnet. Denken Sie sich wieder in Ihre Ohren hinein und hören Sie bewußt innen. Dann stellen Sie sich vor, Sie führen langsam Ihre Gehörgänge gedanklich, willentlich muskulär nach außen und danach die Gehörgänge langsam muskulär weit nach oben. Denken Sie sich, hoch über Ihnen singt ein Vogel und Sie möchten dieses Gezwitscher von weit oben bewußt hören (**Abb. 42 a**). Kurze Zeit diese Spannung halten und die nach oben straffende Muskelspannung im Gesichts- und Ohrbereich fühlen. Langsam und bewußt lösen und gedanklich die Muskelbewegungen mitverfolgen. Öfters

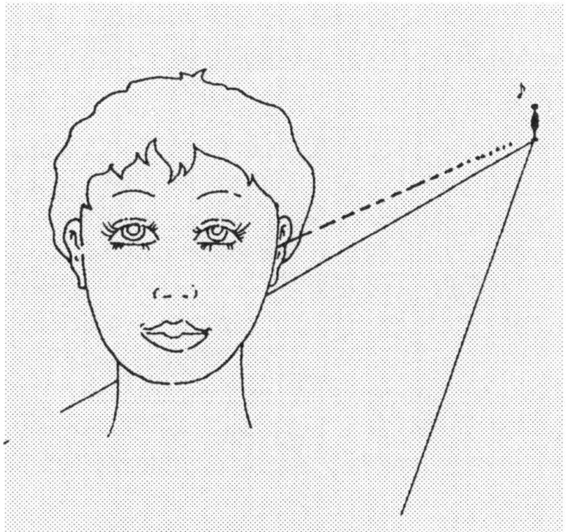

Abb. 42 a

langsam wiederholen und die Übungen in den Alltag einbauen.

**Ü:** Aufrechte Körperhaltung und Hals-Kinn-Winkel kontrollieren! Augen bewußt öffnen und Lippen locker halten. Bei der folgenden Übung ist besonders darauf zu achten, daß der Kopf nicht mit den Bewegungen nach hinten mitzieht. Halten Sie Ihre Hände in Höhe der Ohren, ohne sie zu berühren. Die Ellbogen sind angehoben. Die Handflächen weisen zu den Ohren, die Kuppen der gestreckten Finger nach hinten. Sie führen nun gedanklich, willentlich muskulär Ihre Ohren und die Muskeln hinter den Ohren mit Hilfe Ihrer gestreckten Hände langsam weit nach hinten und halten diesen Zug. Und nun stellen Sie sich vor, Sie ziehen langsam und willentlich Ihre Gehörgänge nach außen und bewußt nach hinten und Sie hören bewußt etwas, das jemand, der weit hinter Ihnen steht, leise zu Ihnen spricht. Sie spüren wieder ein Straffen der Gesichtsmuskeln und im Ohrenbereich den muskulären Zug nach hinten. Das langsame Lösen bewußt mitverfolgen. Öfters langsam wiederholen. Die Übungen möglichst oft in den Alltag einbauen!

*Versuchen Sie öfters im Alltag, z. B. bei Musik, Gesprächen oder im Konzert, bewußt einmal von hinten und bewußt einmal von oben zu hören.*

**Ü:** Halten Sie Ihre Hände in Höhe der Ohren, ohne sie zu berühren. Die Ellbogen sind angehoben. Die Handflächen weisen zu den Ohren, die gestreckten Finger nach hinten. Stellen Sie sich vor, Sie ziehen langsam mit Hilfe der gestreckten Finger die Ohren gedanklich weit nach hinten in Richtung Hinterhauptmuskel (Occipitalis) und binden sie am Hinterkopf zusammen. Den muskulären Zug kurz halten und spüren. Langsam und bewußt lösen. Diese Übung oft in den Alltag einbauen.

**Ü:** Bodenkontakt und Hals-Kinn-Winkel beachten. Lippen locker halten und Augen groß öffnen. Halten Sie Ihre Hände in Höhe der Ohren, ohne sie zu berühren. Die Ellbogen sind angehoben, die Handflächen weisen zu den Ohren, die Kuppen der gestreckten Finger in Gehörganghöhe nach oben. Stellen Sie sich vor, Sie ziehen langsam mit Hilfe der gestreckten Finger gedanklich, willentlich muskulär die Ohren und die Muskeln oben unter den Ohrmuscheln weit nach oben. Nun spitzen Sie bewußt die Ohren langsam nach oben. Denken Sie Ihren Gehörgang langsam willentlich nach außen und bewußt nach oben und hören Sie bewußt weit nach oben, z. B. Vogelgezwitscher (**Abb. 43**). Sie spüren wieder ein Straffen der Gesichtsmuskeln und im Ohrenbereich den muskulären Zug nach oben. Langsam lösen und öfters wiederholen.

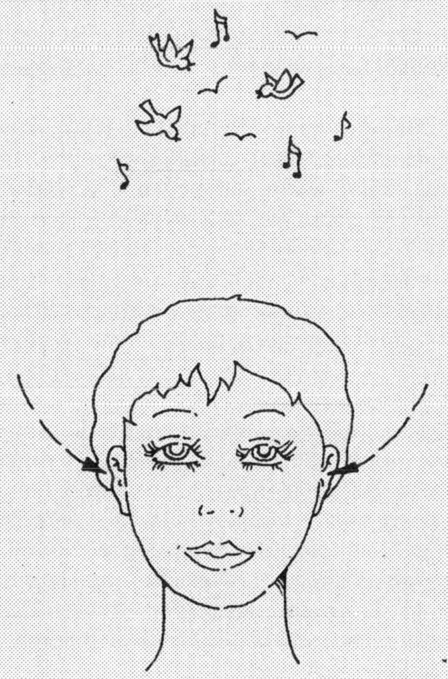

Abb. 43

**Ü:** Halten Sie Ihre Hände in Höhe der Ohren, ohne Sie zu berühren. Die Ellbogen sind angehoben. Die Handflächen weisen zu den Ohren, die gestreckten Finger nach oben. Stellen Sie sich nun vor, Sie ziehen mit Hilfe der gestreckten Finger die Ohren langsam, willentlich muskulär nach oben und oben zueinander. Denken Sie, Sie binden die Ohren oben (Schädeldach) zusammen. Den muskulären Zug kurz halten und spüren. Langsam und bewußt lösen. Auch diese Übung oft und langsam wiederholen und in den Alltag einbauen.

Diese Übungen wirken durchblutend und belebend auf die Gehörgänge:

**Ü:** Körperhaltung und Hals-Kinn-Winkel beachten. Lippen locker halten. Halten Sie Ihre Hände in Höhe der Ohren, ohne sie zu berühren. Die Ellbogen sind seitwärts angehoben. Die gestreckten Mittelfinger weisen zum Gehörgang. Denken Sie Ihre gestreckten Mittelfinger tief in den Gehörgang (ohne das Ohr zu berühren) und führen Sie im Gehörgang kleine winzige Kreisbewegungen, beginnend vorne hinauf und hinten hinunter, aus. Beginnen Sie gedanklich, willentlich tief im Gehörgang. Spüren Sie die Bewegung. Langsam die winzigen Kreisbewegungen spiralenförmig gedanklich, willentlich aus dem Gehörgang langsam weit herauskreisen. Versuchen Sie, die Kreisbewegungen in Ihren Ohren von innen nach außen muskulär nachzuempfinden. Üben Sie die Kreisbewegungen langsam auch in die andere Richtung. Beenden Sie die Bewegung jedoch immer von vorne hinauf, nach hinten hinunter. Langsam und bewußt lösen. Öfters und langsam wiederholen.

**Ü:** Bodenkontakt und Hals-Kinn-Winkel beachten. Kinn und Lippen locker halten und lächeln! Führen Sie die kleinen Finger sanft in die äußeren Gehörgänge ein – die Ellbogen sind angehoben – und versuchen Sie, Ihren Unterkiefer (das Kiefergelenk ist im Bereich vor den Ohren gelegen) bewußt langsam anzuheben und den Kiefer in Richtung Ohren zu führen. Sie können mit Ihren Fingern die Bewegung im Gehörgang spüren: ein Verengen beim Hochheben des Kiefers und ein Erweitern des Gehörgangs beim Öffnen des Kiefers. Langsam lösen und nochmals den Unterkiefer langsam anheben und in Richtung Ohren führen. Mit diesem Muskelzug werden auch die Ohren nach oben gestrafft (die Ohren bewegen sich leicht nach oben). Langsam lösen und öfters langsam wiederholen! Später ohne Finger diese Übung ausführen!

**Ü:** Hören Sie im Wechsel langsam und bewußt einmal innen im Ohr und dann wieder langsam und bewußt weit außen. Das Außenhören dabei bewußt betonen. Langsam und oft wiederholen.

**Ü:** Hören Sie mit beiden Ohren langsam und bewußt weit außen, indem Sie die Ohren willentlich muskulär nach hinten an den Kopf anlegen.

Die folgenden Übungen wirken muskelstraffend auf den Hals-Kinn-Bereich (gegen Doppelkinn):

**Ü:** Aufrechte Körperhaltung, Hals-Kinn-Winkel beachten. Lippen locker halten. Augen bewußt öffnen! Führen Sie die kleinen Finger sanft in die äußeren Gehörgänge ein – die Ellbogen sind angehoben – und nun drücken Sie den Zungenbogen an den Gaumen und saugen mit der Zunge langsam von vorne nach oben und langsam nach hinten über den Gaumen. Wieder können Sie das Verengen im Gehörgang beim Saugen der Zunge und beim Loslassen das Erweitern im äußeren Gehörgang spüren. Öfters und langsam üben! Auch diese Übung ohne Zuhilfenahme der Finger ausführen.

Von einem Ohr zum anderen besteht ein muskulärer Zug, eine Spannung über den Gaumenbogen (Gaumenspanner). Auch dieser Bereich kann belebt werden:

**Ü:** Bodenkontakt und Hals-Kinn-Winkel beachten. Lippen locker halten! Augen bewußt öffnen! Zum Erfühlen der muskulären Bewegungen führen Sie wieder die kleinen Finger sanft in die äußeren Gehörgänge. Denken Sie nun bewußt und langsam von einem Ohr einen hohen Bogen über den Gaumen zum anderen Ohr. Diesen Bogen öfters muskulär von einem Ohr zum anderen spannen und halten. Zusätzlich, wie bei der letzten Übung, saugen Sie bewußt mit Ihrer Zunge über Ihren Gaumen. Im Ohrbereich die Bewegungen mit Ihren Fingern bewußt wahrnehmen. Langsam lösen.

In der *Ismakogie* werden dem Menschen die ganzkörperlichen Muskelzüge bewußt gemacht. Obwohl die folgende Übung nicht von der Gesichtsmuskulatur ausgelöst wird, hat sie auf diese doch einen großen Einfluß. Hier zeigt sich wieder, wie in der *Ismakogie* das Bewußtmachen der Zusammenhänge der Muskelketten und das daraus entstehende Ordnungssystem funktioniert.

**Ü:** Diese Übung führen Sie am besten im Stehen aus. Sie erfordert besondere Konzentration und Einfühlung.
Bodenkontakt (besonders am Fußaußenrand) verstärken und einhalten. Knie nicht durchstrecken. Aufrechte Körperhaltung einnehmen. Auch im Stehen Hals-Kinn-Winkel beachten. Augen bewußt öffnen. Kinn und Lippen locker halten, lächeln. Sie können auch bei dieser Übung Ihre kleinen Finger sanft in die äußeren Gehörgänge legen, um die Muskelbewegung zu erfühlen. Schließen Sie langsam, willentlich muskulär Ihren Afterschließmuskel (langsam die Scheide). Ziehen Sie willentlich muskulär den Blasenschließmuskel langsam zusammen und die muskulär geschlossene Bekkenbodenmuskulatur langsam körpereinwärts hoch. Halten Sie die Spannung. Sie können spüren, wie sich auch die Gehörgänge verengen. Außerdem sind die Fußgewölbe angehoben. Der ganze Körper, von der Fußsohle und den Beinen aufwärts, ist muskulär gestrafft. Auch die Zunge hat sich angehoben und liegt am Gaumen. Beim langsamen Loslassen läßt die muskuläre Spannung im Körper und im Gehörgang nach. Öfters und langsam üben!

Die nachfolgenden Übungen wirken der nur einseitigen Beanspruchung Ihrer Ohren beim Telefonieren entgegen und dienen der Kontrolle der Kopf- und Halswirbelsäulenhaltung.

Wer beruflich viel telefoniert, sollte eines besonders beachten:

Beim Telefonieren den Hörer nie hinuntergezogen, sondern immer mit leichtem Zug nach oben halten!

Kontrollieren Sie Ihre Kopfhaltung auch beim Telefonieren. Vielleicht werden Sie beobachten, daß Sie fast ausschließlich mit der selben Hand den Hörer halten. Die Halswirbelsäule neigt sich in die Richtung des Telefonhörers, und meistens wird das Ohr noch zum Hörer geneigt. Dadurch wird die Halswirbelsäule einseitig belastet. Außerdem wird beim Hören ein Ohr »bevorzugt«, das andere »vernachlässigt«.

**Ü:** Hals-Kinn-Winkel beachten. Lippen lokker halten. Nehmen Sie wirklich oder gedanklich einen Hörer in die rechte Hand und führen Sie ihn zum Ohr, ohne den Kopf nach rechts zu neigen oder zu drehen.
Während Sie nun einer tatsächlichen oder gedachten Stimme bewußt zuhören, führen Sie den Hörer ein wenig nach hinten und ziehen das Ohr willentlich muskulär mit. Sie spüren die Muskelstraffung im rechten

Ohr- und Gesichtsbereich. Versuchen Sie, auf diese Weise bewußt zu telefonieren. Das nächste Telefongespräch führen Sie mit dem linken Ohr und der linken Hand. Wechseln Sie beim Telefonieren oft die Hand.

**Ü:** Hals-Kinn-Winkel beachten. Lippen locker halten. Nehmen Sie nun den Hörer in die linke Hand und führen ihn zum linken Ohr, ohne den Kopf nach links zu neigen oder zu drehen. Führen Sie den Hörer jetzt ein wenig nach hinten und ziehen Sie das Ohr willentlich muskulär mit. Sie spüren die Muskelstraffung jetzt im linken Ohr- und Gesichtsbereich. Nun wechseln Sie beim nächsten Gespräch wieder zum rechten Ohr mit der rechten Hand.

**Ü:** Hals-Kinn-Winkel beachten. Den Kopf beim Üben nicht mitbewegen. Halten Sie den Hörer mit der rechten Hand zum rechten Ohr. Führen Sie den Hörer ein wenig nach oben und ziehen Sie gedanklich, willentlich muskulär das Ohr und die Schläfen mit hinauf. Spüren Sie dabei die Straffung der rechten Seite nach oben. Jetzt wechseln Sie zur linken Seite.

**Ü:** Den Kopf beim Üben nicht mitbewegen. Halten Sie mit der linken Hand den Hörer zum linken Ohr und führen Sie den Hörer ein wenig nach oben. Ziehen Sie gedanklich, willentlich muskulär das linke Ohr und die Schläfen mit hinauf. Spüren Sie dabei die Straffung der linken Seite nach oben. Wechseln Sie wieder zur rechten Seite.

# Die Stirne

Der größte Muskel des Schädeldaches ist der Stirnmuskel (**Abb. 44**). Ziehen wir ihn zusammen, legen wir die Haut der Stirne in querverlaufende Falten. Die Lider und die Augenbrauen werden dadurch angehoben. Dieser Vorgang wird oft unbewußt ausgeführt. Einer der Gegenspieler des Stirnmuskels ist der Senker der Stirnglatze, der im Bereich der Nasenwurzel nach unten zieht. Der zweite Gegenspieler ist der Hinterhauptmuskel, auf den wir aber erst etwas später eingehen werden.
Die Stirne drückt in hohem Maße Stimmungen in Verbindung mit unseren Augen aus. Wir legen sie in Falten und verschieben sie beim Lümmeln mit aufgestützten Händen. Viele dieser Stirnbewegungen werden völlig unbewußt und unbemerkt ausgeführt. Da diese Fehlbewegungen meist über Jahre immer wieder gemacht werden, bilden sich mit der Zeit Falten.

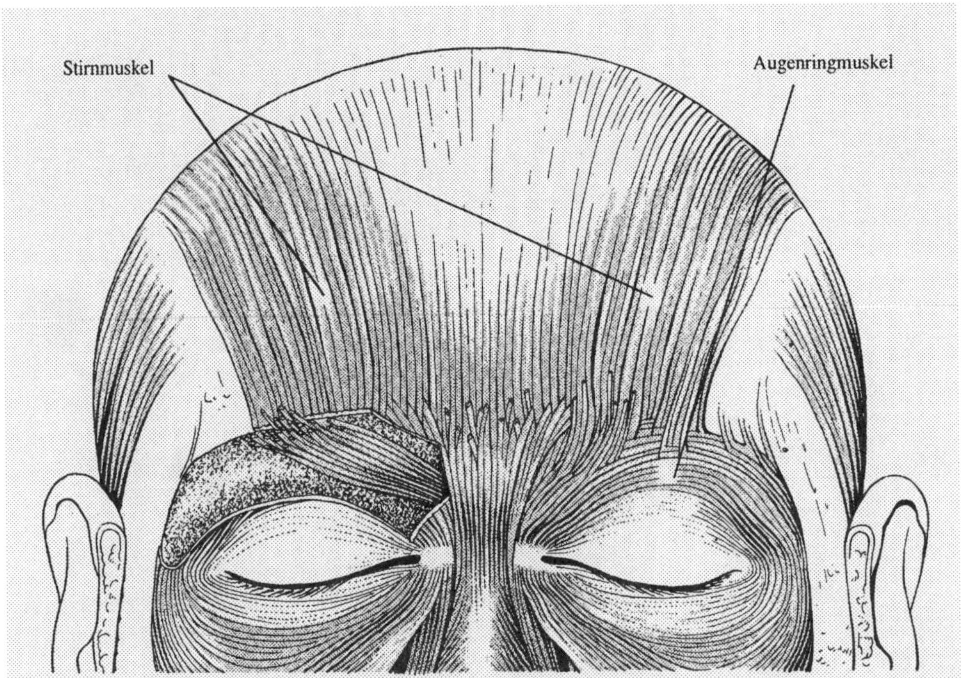


Abb. 44

Eine glatte, freie Stirne ist der Schmuck jeden Gesichts. Nicht allein deswegen sollten wir es vermeiden, sie bei Stimmungsschwankungen zu runzeln, durch das Hochziehen der Augenbrauen Sorgenfalten entstehen zu lassen oder bei starker Konzentration die Augen zusammenzuziehen.
Die Stirnmuskulatur ist sehr beweglich und arbeitet oft recht willkürlich, deshalb merken wir manchmal gar nicht, wenn wir die Stirn in Falten legen.
Durch das bewußte und willentlich muskuläre Führen und Glätten der Stirne können wir mit *Ismakogie* der Entwicklung von Falten entgegenwirken oder bereits vorhandene Falten bessern.
Legen Sie eine Handfläche sanft auf die Stirne und schauen Sie bewußt nach oben. Kontrollieren Sie, ob Sie bei dieser Bewegung auch die Augenbrauen mitnehmen.

Alle Übungen mit der Stirne erfordern enorm viel Konzentration. Die Bewegungen müssen unbedingt sehr, sehr langsam ausgeführt werden. Anfänglich ergeben sich bestimmt noch kleine Schwierigkeiten, so daß Sie vielleicht nicht sofort den gewünschten Erfolg erzielen. Durch beständiges Üben wird es Ihnen jedoch gewiß gelingen, Ihre Gesichtsmuskeln bewußt zu erleben und einzusetzen. Die Hände dienen vorerst nur der Unterstützung der Muskelbewegungen. Sie können bei längerer Praxis weggelassen werden. Verziehen Sie beim Üben nicht das Gesicht, sondern lassen Sie nur die Muskeln in ihren Funktionen arbeiten.

**Ü:** Bodenkontakt, Körperhaltung und Hals-Kinn-Winkel kontrollieren. Lippen weich halten und lächeln. Die Augen bewußt öffnen. Der Bewegungsablauf gleicht dem Kämmen der Haare von der Stirne nach hinten in den Nacken. Mit den Fingern die Haut nicht verschieben und die Augenbrauen nicht anheben. Legen Sie die Finger ganz leicht auf die Stirne (Ellbogen zeigen in Schulterhöhe nach außen) und streichen Sie mit den Fingern langsam und zart von den Augenbrauen aufwärts über die Stirne und in Richtung Haaransatz. Nehmen Sie mit viel Konzentration die darunterliegende Stirnmuskulatur mit, und führen Sie den Muskelzug weiter über das Schädeldach und langsam hinunter zum Hinterkopf bzw. Nacken. Der Hinterhauptmuskel (Occipitalis) ist bei dieser Bewegung ebenfalls in Tätigkeit (er kontrahiert). Er glättet beim Zusammenziehen die Stirne. Beim langsamen Lösen spüren Sie, wie der Muskelzug vom Hinterkopf aufwärts zur Stirne zurückfließt. Öfters und langsam wiederholen.

**Ü:** Nun versuchen Sie ohne Zuhilfenahme der Hände langsam, die Übung auszuführen, das heißt, die Stirne nach oben gedanklich, willentlich muskulär zu glätten und willentlich, gedanklich die Muskelstraffung zum Hinterkopf und Richtung Nacken weiterzuführen. Den Muskelzug halten und spüren. Langsam den Muskelzug von hinten nach vorne lösen. Öfters und langsam wiederholen.

**Ü:** Körperhaltung und Hals-Kinn-Winkel beachten! Lippen locker halten und Augen bewußt öffnen! Lächeln. Augenbrauen ruhig halten. Streichen Sie wieder zart mit den Fingerkuppen über die Stirne, langsam schräg nach oben außen über den Haaransatz (Richtung »Geheimratsecken«). Halten Sie den Muskelzug und spüren Sie die Straffung auf der Stirne schräg nach oben. Achten Sie darauf, daß Sie mit den Fingern nicht die Haut verschieben. Langsam loslassen. Versuchen Sie, wieder über die Augenbrauen aufwärts, die darunter liegende Stirnmuskulatur schräg hinauf in den Haaransatz zu glätten. Das langsame Lösen bewußt beobachten. Öfters und langsam wiederholen.

**Ü:** Diese Übung führen Sie ohne Zuhilfenahme der Hände aus. Glätten Sie gedanklich, willentlich muskulär die Stirne langsam schräg hinauf über den Haaransatz. Halten Sie den Zug und spüren Sie die Muskelstraffung auf der Stirne. Oft und langsam wiederholen.

**Ü:** Bodenkontakt einhalten, Hals-Kinn-Winkel kontrollieren. Die Lippen sind leicht, die Augen groß geöffnet. Die Ellbogen weisen in Schulterhöhe nach außen. Streichen Sie nun sanft mit den Fingerkuppen von der Mitte der Stirne langsam über die Stirne und Schläfen nach außen. Dabei versuchen Sie, die Muskelstraffung der Stirne bewußt nach außen zu erfühlen. Beobachten Sie, wie mit der Stirnbewegung auch die Augenbrauen in Richtung Schläfen und Haaransatz ziehen. Sie können beim langsamen Lösen das Zurückfließen der Muskelzüge mitverfolgen. Öfters und langsam wiederholen.

**Ü:** Nun versuchen Sie ohne Zuhilfenahme der Hände langsam, Ihre Stirne gedanklich, willentlich muskulär in Richtung Schläfen und Haaransatz zu glätten. Langsam lösen. Bauen Sie diese Übung oft in Ihren Alltag ein!

## Straffende Übungen für den Schläfenbereich:

**Ü:** Bodenkontakt und Hals-Kinn-Winkel beachten. Kinn und Lippen weich halten. Lächeln. Die Augen bewußt öffnen. Nun versuchen Sie, vor den Ohren von den Kiefergelenken aufwärts gedanklich, willentlich muskulär den Schläfenmuskel langsam nach oben zu ziehen. Halten Sie diesen Muskelzug und spüren Sie die Muskelstraffung nach oben. Langsam lösen.

**Ü:** Bodenkontakt und Hals-Kinn-Winkel beachten! Die Lippen leicht, die Augen bewußt öffnen. Versuchen Sie, mit den auch nach hinten führenden Schläfenmuskeln, vom Bereich Augenringmuskel aus beginnend, gedanklich, willentlich muskulär die Schläfen langsam weit nach hinten über den Ohrenbereich in Richtung Hinterkopf zu ziehen. Sie können die Muskelstraffung im Augenbereich und in den Gesichtsmuskeln nach außen spüren. Langsam lösen. Öfters und langsam wiederholen.

**Ü:** Bodenkontakt beachten, Körperhaltung und Hals-Kinn-Winkel kontrollieren. Kinn und Lippen weich halten. Die Augen bewußt öffnen. Führen Sie willentlich die äußere Lidspalte und den Schläfenmuskel muskulär über den Haaransatz und halten Sie den Zug. Legen Sie die Kuppen der Zeige-, Mittel- und Ringfinger oder die Handballen sanft auf die Schläfen (Schläfengrube), im Bereich der Augenringmuskeln bis zum Haaransatz. Den Hautkontakt mit den Fingern oder Ballen halten. Nun federn Sie sanft und zart mit den Fingerkuppen oder Handballen in die Schläfenmuskulatur. Es sollte eine leichte Pumpbewegung entstehen, die den Muskel belebt und strafft.

# Die Schädeldecke

Die Schädel- oder Sehnendecke bzw. -haube hat an sich keine Muskeln, liegt jedoch auf einem Gleitgewebe und kann daher vom Stirn- und Hinterhauptmuskel sowie von den Muskeln der Schläfen-Scheitel-Region in alle Richtungen bewegt werden. Diese Verschiebeschicht ermöglicht die Kopfmassage. Der Hinterhauptmuskel (Occipitalis) zieht sich zusammen, führt die Stirne nach oben und glättet so Falten. Eine bewegliche Schädeldecke trägt unter anderem zu einem geförderten Haarwuchs und zur besseren Durchblutung der Kopfhaut bei. Die aktive Schädeldecke kann auch zur Faltenbekämpfung beitragen **(Abb. 45)**.

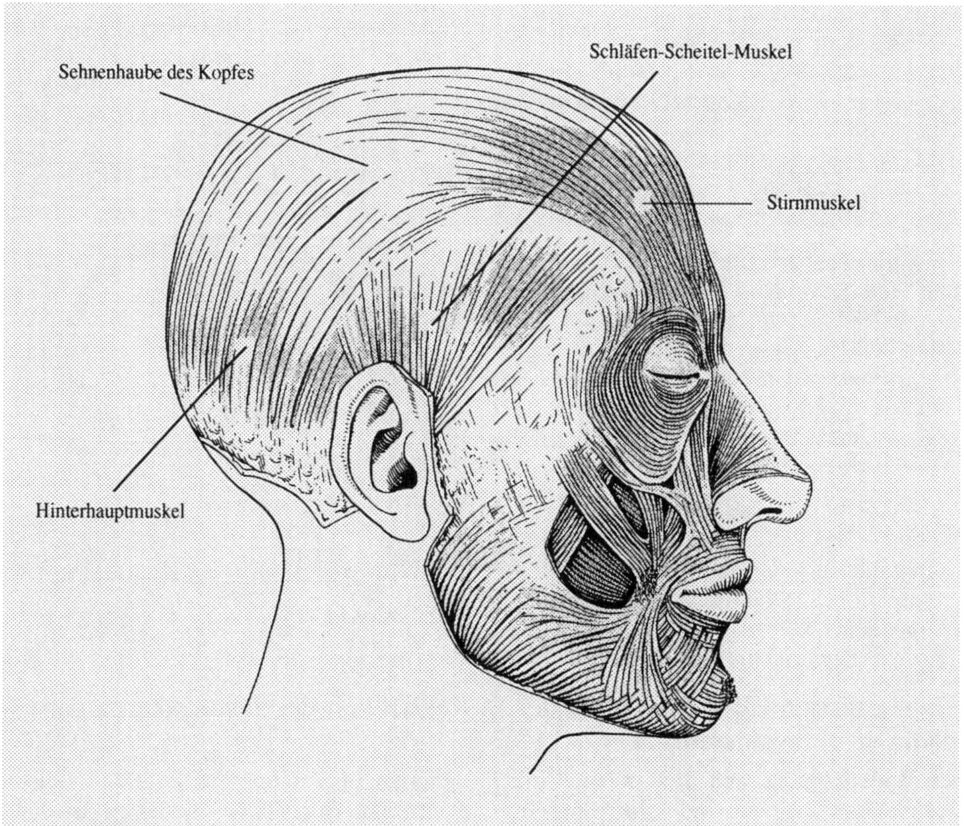


Abb. 45

Die folgenden Übungen dienen der besseren Durchblutung und der Belebung der Kopfhaut und kommen außerdem dem Haarwuchs zugute:

**Ü:** Bodenkontakt, aufrechte Körperhaltung und Hals-Kinn-Winkel beachten. Die Lippen locker halten, lächeln. Die Augen bewußt öffnen! Greifen Sie mit den Kuppen der gespreizten Finger beider Hände – die Ellbogen weisen zur Seite – links und rechts eines gedachten Scheitels. Den Kopf beim Üben ruhig halten und nicht mit den Bewegungen der Hände mitnehmen. Nun schieben Sie mit den Fingern die Kopfhaut langsam nach vor und langsam zurück. Mehrmals langsam wiederholen. Anschließend schieben Sie langsam und bewußt wieder die Kopfhaut mit den gespreizten Fingerkuppen nach vor, lösen den Druck der Finger und lassen die Kopfhaut langsam zum Hinterkopf zurückfließen. Wieder langsam die Kopfhaut nach vor schieben, Finger lösen und Kopfhaut zurückfließen lassen. Mehrmals langsam wiederholen.

**Ü:** Bodenkontakt, aufrechte Körperhaltung und Hals-Kinn-Winkel beachten. Die Lippen locker halten und lächeln. Den Kopf ruhig halten. Gleiche Hand- und Fingerhaltung wie oben. Nun versuchen Sie, bewußt die Kopfhaut langsam nach rechts und langsam nach links zu verschieben. Öfters langsam wiederholen

**Ü:** Hals-Kinn-Winkel beachten. Kopf ruhig halten! Gleiche Hand- und Fingerhaltung einnehmen. Versuchen Sie, mit Ihren Fingerkuppen, die fest auf der Schädelhaube liegen bleiben, die Kopfhaut langsam in einer Kreisrichtung zu bewegen. Nach mehrmaligem Ausführen die Kreisrichtung ändern. Öfters und langsam wiederholen.

**Ü:** Hals-Kinn-Winkel beachten. Kopf und Augenbrauen bleiben ruhig. Die Lippen locker halten. Nun versuchen Sie, ohne Zuhilfenahme der Finger, gedanklich muskulär zu üben. Die folgende Bewegung findet zwischen Stirn- und Hinterhauptmuskel statt (**Abb. 46**). Glätten Sie gedanklich muskulär die Stirne bewußt nach oben und ziehen Sie willentlich die Schädelhaube langsam zurück und hinunter bis zum Hinterhauptmuskel (Occipitalis). Sie spüren die Muskelspannung von der Stirne über die Schädelhaube bis zum Hinterhauptmuskel. Beim langsamen Lösen fühlen Sie, wie die Muskelzüge von hinten nach vorne zur Stirne zurückfließen.

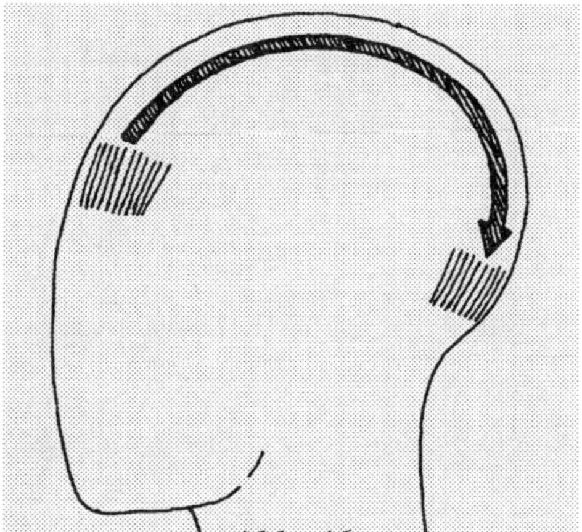

Abb. 46

Die folgenden Übungen dienen der Beweglichkeit der Schädeldecke von einem Ohr zum anderen:

**Ü:** Bodenkontakt und Hals-Kinn-Winkel kontrollieren. Lippen und Kinn weich halten. Die Augen bewußt öffnen. Den Kopf bei den Übungen ruhig halten. Heben Sie den rechten Arm hoch, Ellbogen zeigt nach außen. Die Handfläche mit den gestreckten Fingern weist zum rechten Ohr. Stellen Sie sich vor, Sie ziehen mit Hilfe Ihrer Handfläche und den gestreckten Fingern willentlich das rechte Ohr langsam nach oben, willentlich die Muskeln über dem Ohr nach oben und willentlich den Schläfenmuskel nach oben. Nun schieben Sie gedanklich muskulär die Schädeldecke langsam weiter über den Schädel in Richtung linkes Ohr. Lassen Sie den Muskelzug nicht los und spüren Sie dabei die Straffung vom rechten Ohr aufwärts über die Schädeldecke zum linken Ohr und den muskulären Aufwärtszug auf der rechten Gesichtshälfte. Langsam den Muskelzug vom linken Ohr aufwärts über das Schädeldach zum rechten Ohr abwärts lösen. Öfters und langsam wiederholen.

**Ü:** Bodenkontakt und Hals-Kinn-Winkel kontrollieren. Lippen und Kinn weich halten. Die Augen bewußt öffnen. Den Kopf bei den Übungen ruhig halten. Heben Sie den linken Arm hoch, der Ellbogen zeigt nach außen. Die Handfläche mit den gestreckten Fingern weist zum linken Ohr. Stellen Sie sich vor, Sie ziehen mit Hilfe Ihrer Handfläche und den gestreckten Fingern langsam und willentlich das linke Ohr nach oben, willentlich die Muskeln über dem Ohr nach oben und den Schläfenmuskel gedanklich, willentlich muskulär nach oben. Nun schieben Sie gedanklich muskulär die Schädeldecke langsam über den Schädel weiter in Richtung rechtes Ohr. Lassen Sie den Muskelzug nicht los und spüren Sie dabei die Straffung vom linken Ohr aufwärts, über die Schädeldecke zum rechten Ohr und den Aufwärtszug auf der linken Gesichtshälfte. Langsam den Muskelzug von rechten Ohr aufwärts über die Schädeldecke zum linken Ohr lösen. Öfters und langsam wiederholen.

**Ü:** *Ismakogie*-Haltung beachten. Kinn und Lippen weich halten. Die Augen bewußt öffnen. Nun führen Sie die Übung ohne Zuhilfenahme der Hand aus. Den Kopf beim Üben ruhig halten. Ziehen Sie willentlich, muskulär das rechte Ohr nach oben, willentlich die Muskeln über dem rechten Ohr nach oben und den Schläfenmuskel gedanklich, willentlich muskulär und langsam nach oben. Halten Sie diesen Muskelzug und schieben Sie gedanklich muskulär und langsam die Schädeldecke über den Schädel in Richtung linkes Ohr. Lassen Sie den Muskelzug nicht los und spüren Sie dabei die Straffung vom rechten Ohr aufwärts über die Schädeldecke zum linken Ohr und den Aufwärtszug auf der rechten Gesichtshälfte. Langsam den Muskelzug vom linken Ohr aufwärts über die Schädeldecke zum rechten Ohr lösen. Öfters und langsam wiederholen.

**Ü:** *Ismakogie*-Haltung beachten. Kinn und Lippen weich halten. Die Augen bewußt öffnen. Nun führen Sie die Übung ohne Zuhilfenahme der Hand aus. Den Kopf beim Üben ruhig halten. Ziehen Sie willentlich muskulär das linke Ohr nach oben, willentlich die Muskeln über dem linke Ohr nach oben und den Schläfenmuskel gedanklich, willentlich muskulär und langsam nach oben. Halten Sie diesen Muskelzug und schieben Sie gedanklich muskulär und langsam die Schädeldecke über den Schädel in Richtung rechtes Ohr. Lassen Sie den Muskelzug nicht los und spüren Sie dabei die Straffung vom linken Ohr aufwärts über die Schädeldecke zum rechten Ohr und den Aufwärtszug auf der linke Gesichtshälfte. Langsam den Muskelzug vom rechten Ohr aufwärts über die Schädeldecke zum linken Ohr lösen. Öfters und langsam wiederholen.

**Ü:** Bodenkontakt, aufrechte Körperhaltung und Hals-Kinn-Winkel beachten. Die Lippen locker halten. Augen bewußt öffnen. Während des Übens den Kopf ruhig halten! Heben Sie den rechten Arm seitwärts hoch, der Ellbogen weist zur Seite. Beugen Sie den rechten Arm über Ihren Kopf, so daß die rechten Fingerspitzen in Höhe des linken Ohrs sind (Ohr nicht berühren). Die Finger sind gestreckt und Sie stellen sich vor, mit Hilfe der gestreckten Finger ziehen Sie langsam und willentlich das linke Ohr mit den Muskeln hinter dem Ohr nach oben. Gleichzeitig ziehen Sie willentlich muskulär den Schläfenmuskel hinauf und die Schädeldecke willentlich und langsam über das Schädeldach weiter und bis zum rechten Ohr herunter, als würden Sie mit Hilfe der gestreckten Finger die Schädeldecke vom linken zum rechten Ohr spannen. Spüren Sie, wie die Schädeldecke nun von links nach rechts muskulär gestrafft ist. Auch die linke Gesichtshälfte ist muskulär nach oben gestrafft. Beim langsamen Lösen spüren Sie, wie sich der Muskelzug vom rechten Ohr aufwärts über das Schädeldach zum linken Ohr hinunter löst. Öfters und langsam wiederholen!

**Ü:** Bodenkontakt, aufrechte Körperhaltung und Hals-Kinn-Winkel beachten. Die Lippen weich halten und lächeln. Jetzt greifen Sie, bei ruhig gehaltenem Kopf, mit dem linken Arm seitwärts hoch, der Ellbogen weist zur Seite. Beugen Sie den linken Arm über den Kopf, so daß die linken Fingerspitzen in Höhe des rechten Ohrs sind (Ohr nicht berühren). Die Finger sind gestreckt und Sie stellen sich vor, daß Sie mit Hilfe der gestreckten Finger langsam und willentlich das rechte Ohr mit den Muskeln hinter dem Ohr muskulär nach oben ziehen. Gleichzeitig ziehen Sie willentlich muskulär den Schläfenmuskel langsam hinauf und die Schädeldecke über das Schädeldach langsam weiter bis zum linken Ohr herunter, so als würde die Schädeldecke vom rechten zum linken Ohr gespannt. Fühlen Sie die Straffung von rechts über der Schädeldecke nach links. Die rechte Gesichtshälfte ist ebenfalls nach oben gestrafft. Beim langsamen Lösen fühlen Sie, wie sich der Muskelzug vom linken Ohr aufwärts über das Schädeldach zum rechten Ohr hinunter löst. Öfters und langsam üben.

**Ü:** In der *Ismakogie*-Haltung Lippen und Kinn weich halten. Die Augen bewußt öffnen. Führen Sie die Übung wieder ohne Zuhilfenahme der Hände aus. Den Kopf beim Üben ruhig halten. Ziehen Sie willentlich muskulär das linke Ohr nach oben, willentlich die Muskeln über dem linken Ohr nach oben und den linken Schläfenmuskel gedanklich, willentlich muskulär und langsam nach oben. Halten Sie diesen Muskelzug und schieben Sie gedanklich muskulär die Schädeldecke langsam weiter über den Schädel in Richtung rechtes Ohr. Lassen Sie den Muskelzug nicht los und spüren Sie dabei die Straffung vom linken Ohr aufwärts über die Schädeldecke zum rechten Ohr und den Aufwärtszug auf der linken Gesichtshälfte. Langsam den Muskelzug vom rechten Ohr aufwärts über die Schädeldecke zum linken Ohr lösen. Öfters und langsam wiederholen.

**Ü:** Hals-Kinn-Winkel beachten. Die Lippen locker halten. Die Augen bewußt öffnen. Den Kopf ruhig halten! Wieder ziehen Sie ohne Zuhilfenahme der Hände bewußt und langsam gedanklich, willentlich muskulär das rechte Ohr und den rechten Schläfenmuskel hinauf und weiter über die Schädeldecke langsam muskulär zum linken Ohr herunter. Fühlen Sie wieder die Straffung der Schädeldecke von rechts nach links und auch die Aufwärtsstraffung in der rechten Gesichtshälfte. Beim langsamen Lösen können Sie spüren, wie der Muskelzug, langsam ausgeführt, von links nach rechts zurückfließt. Oft und langsam üben.

# Die Nase

Die Nase, unser Geruchsorgan und der Eingang für unsere Atmung, erhält ihre spezifische Form durch die Größe der Nasenbeine und die elastischen Knorpelgebilde. Sie filtert durch ihre Härchen Unreinheiten aus der Luft auf ihrem Weg in die Lunge. Die Muskeln der Nase sind der Lippen- und Nasenflügelheber, der Zusammendrücker und der Oberlippenheber. Auch der Senker der Stirnglatze hat seinen Ursprung im oberen Teil des Nasenrückens.

Die folgenden Übungen über den Nasenrücken abwärts wirken straffend auf den gesamten Gesichtsbereich:

**Ü:** Bei aufrechter Halswirbelsäule und geordnetem Hals-Kinn-Winkel ist der Kopf muskulär auf der Halswirbelsäule gehalten. Die Stirne zeigt senkrecht nach vorne. Bei gerader Blickrichtung sind die Augen muskulär, bewußt geöffnet und der Nasenrücken ist muskulär nach unten gehalten (*Nase lang, Nacken lang*). Schiebt sich hingegen das Kinn und der Mund nach vorne, zieht die Nase hinauf (*Nase kurz*), und auch die Stirne wird leicht angehoben. Bei gerader Blickrichtung sind die Augen nicht mehr so bewußt geöffnet, sondern das Augenlid ist mehr über die Pupille gehalten. Der Schädel sinkt rückwärts auf die Halswirbelsäule ab, die leicht gebeugt wird. (*Nase kurz, Nacken kurz*).

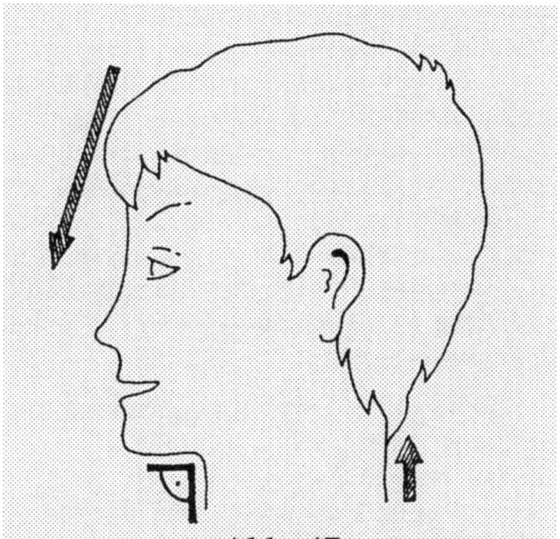
Abb. 47

**Ü:** Fersenschluß, Bodenkontakt und aufrechte, geordnete Körperhaltung beachten. Die Lippen locker halten und lächeln. Die Blickrichtung ist und bleibt gerade. Über bewußt verstärkten Bodenkontakt lassen Sie den Muskelzug langsam und bewußt über die Lenden- und Brustwirbelsäule und weiter langsam über die Halswirbelsäule hochfließen (*Nacken lang*). Dann weiter aufwärts über den Schädel hoch, über die Schädeldecke nach vorne und bewußt und langsam den Nasenrücken von der Nasenwurzel willentlich muskulär bis über die Nasenspitze lang ziehen (*Nase lang*). Durch diesen willentlich geführten Muskelaufwärtszug kommt der Körper in die Längsspannung und Streckung (**Abb. 47**). Auch das Gesicht ist muskulär gehalten. Der Blick bleibt bewußt geradeaus gerichtet. Langsam den Muskelzug im Körper loslassen. Sie können spüren, wie sich beim Lösen das Kinn leicht nach vorne schiebt und anhebt (*Nase kurz*). Der Kopf sinkt nach hinten (*Nacken kurz*), und der Körper kommt in die Beugung.

Erst nach oftmaligem Üben ist es möglich, diese Muskelzüge intensiver zu erfühlen. Sie erlangen jedoch dadurch ein besseres Körpergefühl!

**Ü:** Hals-Kinn-Winkel beachten. Der Kopf bleibt ruhig. Lippen und Kinn locker halten. Die Augen bewußt öffnen! Legen Sie die linke Hand quer und leicht über die Stirne und belassen Sie sie dort. Die Kuppe des rechten Mittelfingers legen Sie zwischen die Augenbrauen auf die Nasenwurzel und halten den Finger auf diesem Platz. Der Muskel auf der Nasenwurzel bewegt den Finger. Versuchen Sie, mit Hilfe der Mittelfingerkuppe auf der Nasenwurzel die darunterliegenden Muskeln willentlich sanft nach unten zu ziehen. Halten Sie den Muskelzug *»Nase lang«*. Spüren Sie beim muskulären Abwärtszug der *»Nase lang«*, daß die Stirne nicht so leicht nach oben angehoben werden kann. Beim Loslassen des Muskelabwärtszugs auf der Nase schiebt der Muskel unter der Nasenwurzel den Finger leicht wieder hinauf. Nun können Sie die Stirne leicht in Falten ziehen. Öfters und langsam wiederholen.

**Ü:** Bodenkontakt und Körperhaltung kontrollieren. Der Kopf bleibt ruhig, Kinn und Lippen weich halten. Die Lippen leicht öffnen. Lächeln. Legen Sie leicht und zart die Mittelfingerkuppe auf den Nasenrücken im Bereich der Nasenspitze und atmen Sie bewußt und langsam durch die Nase ein und bewußt und langsam durch die Nase aus. Sie sollten beim langsamen Einatmen spüren, wie die Nase muskulär aufwärts zieht, und beim langsamen Ausatmen, wie die Nase sich muskulär langzieht.
Langsames Einatmen: *Nase kurz* – Schädeldecke zieht muskulär nach hinten.
Langsames Ausatmen: *Nase lang* – Schädeldecke zieht muskulär nach vorne.

**Ü:** Zum Erfühlen der Muskelzüge zuerst bewußt mit Hilfe der Finger die Übung ausführen. Bodenkontakt, aufrechte Körperhaltung und Hals-Kinn-Winkel beachten. Kinn und Lippen locker halten, leicht lächeln. Der Mittelfinger liegt sanft auf dem Nasenrücken. Beim langsamen und bewußten Einatmen schieben Sie sanft mit dem Mittelfinger ganz wenig den Nasenrücken aufwärts. Beim langsamen Ausatmen ziehen Sie sanft mit Hilfe des Fingers den Nasenrücken muskulär hinunter (langziehen). Einatmen – *Nase kurz*, ausatmen – *Nase lang*.

**Ü:** Bodenkontakt, Körper- und Kopfhaltung kontrollieren. Nach mehrmaligem Üben versuchen Sie nun, beim langsamen Ein- und Ausatmen mit dem auf der Nase liegenden Mittelfinger die Muskulatur des Nasenrückens nicht mehr zu verschieben. Spüren Sie vielmehr, wie sich der Finger beim langsamen Einatmen leicht nach oben bewegt. Beim langsamen Ausatmen wird der Finger ein wenig leicht nach unten geführt.

**Ü:** Bodenkontakt und Hals-Kinn-Winkel beachten. Die Lippen locker halten. Die Augen bewußt öffnen. Den Mittelfinger sanft auf den Nasenrücken legen. Atmen Sie langsam und bewußt ein und schieben Sie sanft mit dem Mittelfinger den Nasenrücken ganz wenig aufwärts. Beim Einatmen zieht die Gesichtsmitte nach oben, und die Gesichtsmuskeln tendieren abwärts. Nun atmen Sie langsam und bewußt aus und schieben Sie sanft beim Ausatmen den Nasenrücken mit dem Mittelfinger muskulär hinunter bis zum Nasensteg. Die Gesichtsmitte zieht muskulär abwärts, und die Gesichtsmuskeln tendieren aufwärts.
Einatmen: Gesichtsmitte hoch (*Nase kurz*) – Gesichtsmuskel seitlich abwärts – Beu-

gung. Ausatmen: Gesichtsmitte muskulär herunter (*Nase lang*) – Gesichtsmuskeln seitlich hinauf – Straffung.

**Ü:** Bodenkontakt und Hals-Kinn-Winkel beachten. Kinn und Lippen weich halten. Lächeln. Versuchen Sie, mit dem auf dem Nasenrücken liegenden gestreckten Mittelfinger beim Ausatmen langsam die Nase muskulär bis zur Nasenspitze langzuziehen. Bei der Nasenspitze schließen Sie Daumen und Zeigefinger und denken sich, Sie halten den Nasensteg fest und ziehen ihn gedanklich muskulär über die Nasen-Lippen-Furche weiter in Richtung Kinn. Gleichzeitig denken Sie die seitlichen Kinnmuskel und die Mundwinkel nach oben. Sie können beobachten, wie die Oberlippe muskulär leicht angehoben ist, und fühlen einen muskulären Aufwärtszug in den seitlichen Kinn-, Mundwinkel- und Gesichtsmuskeln. Beim langsamen Loslassen vom Nasensteg aufwärts über den Nasenrücken zur Nasenwurzel können Sie spüren, wie die seitlichen Gesichtsmuskeln wieder nach unten fließen.

Bewegliche Nasenflügel aktivieren die Oberlippe. Der muskuläre Zug fließt hoch bis zu den Augen und den äußeren Augenbrauen: *Nase lang* – Nasenflügel nach oben – Mundwinkel nach oben – Augenbrauen außen nach oben.

**Ü:** Bodenkontakt, Körperhaltung und Hals-Kinn-Winkel beachten. Die Lippen locker halten. Die Augen bewußt öffnen. Drücken Sie mit den Mittelfingerkuppen sanft die Nasenflügel zusammen. Nun blähen Sie willentlich die Nasenflügel. Die aufgeblähten Nasenflügel schieben die Fingerkuppen auseinander. Das Weiten und Verengen der Nasenflügel mit Hilfe der Fingerkuppen mehrmals und langsam wiederholen.

## Eine nach außen straffende Gesichtsmuskelübung:

**Ü:** Haltung kontrollieren. Kinn und Lippen locker halten. Die Arme anheben. Die Ellbogen weisen nach außen. Die Mittelfinger sind gestreckt. Drücken Sie sanft die Mittelfingerkuppen gegen die Nasenflügel und blähen Sie langsam und muskulär die Nasenflügel auf, halten Sie diesen Zug. Nun ziehen Sie mit Hilfe der gestreckten Mittelfinger den Muskelzug von den geblähten Nasenflügel langsam über die Wangen nach außen zu den Ohren, als würden die geblähten Nasenflügel die Finger muskulär nach außen schieben. Ziehen Sie den Muskelzug weiter über die Ohren bis zum Hinterkopf. Sie können die Straffung im Gesicht nach außen spüren. Beim langsamen Lösen beobachten Sie das Nachlassen der Muskelzüge. Oft und langsam wiederholen.

**Ü:** Bodenkontakt und Hals-Kinn-Winkel beachten. Lippen locker halten. Heben Sie die Arme an. Die Ellbogen weisen zur Seite. Die Mittelfinger sind gestreckt. Halten Sie beide Mittelfingerkuppen leicht aneinandergedrückt in Höhe der Nasenwurzel. Ziehen Sie mit Hilfe Ihrer Mittelfingerkuppen die Nase langsam willentlich muskulär von der Nasenwurzel über den Nasenrücken zur Nasenspitze hinunter lang. Halten Sie die Spannung. Über der Nasenspitze öffnen Sie die gestreckten Mittelfinger und führen Sie nun den Muskelzug über die willentlich muskulär geblähten Nasenflügel langsam weiter über die Wangen und über die Ohren bis zum Hinterkopf. Den Muskelzug etwas halten und die Straffung im Gesicht nach außen spüren. Beim langsamen Lösen läßt die Muskelspannung wieder nach. Öfters und langsam üben.

**Ü:** Bodenkontakt, Körperhaltung und Hals-Kinn-Winkel kontrollieren! Kinn und Lippen weich halten. Die Augen bewußt öffnen. Ziehen Sie nun dic Nase gedanklich von der Nasenwurzel langsam willentlich muskulär lang bis zur Nasenspitze und weiten Sie willentlich muskulär die Nasenflügel. Führen Sie den Muskelzug weiter über die Wangen und hinaus über die Ohren. Fühlen Sie bewußt die muskuläre Bewegung der Nase, die muskulär geblähten Nasenflügel und die Muskelstraffung bis zu den Ohren. Langsam loslassen. Das Weiten und Loslassen der Nasenflügel öfters langsam üben.

**Ü:** Kinn und Lippen locker halten. Ziehen Sie willentlich von der Nasenwurzel langsam die Nase muskulär lang bis zur Nasenspitze. Weiten Sie willentlich muskulär die Nasenflügel und ziehen Sie sie bewußt langsam hoch. Halten Sie die Spannung. Spüren Sie, wie sich die Oberlippe leicht hebt und auch die Augenlider und Augenbrauenenden nach oben tendieren. Beim langsamen Lösen spüren Sie im äußeren Augenbereich und bei den Lippen den muskulären Abwärtszug. Die Nase ist wieder kurz. Öfters und langsam wiederholen.

Mit der Atmung können die Gesichtsmuskeln bewußt erlebt und belebt werden. Versuchen Sie, bei den folgenden, ruhig und langsam ausgeführten **Atemübungen** sich bewußt auf den beschriebenen Gesichtsbereich gedanklich, willentlich muskulär zu konzentrieren: das willentlich geführte Muskelspiel zwischen langsamem Ausatmen – Aktivieren – Strecken und langsamem Einatmen – Lösen – Beugen. Beim langsamen und bewußten Ausatmen ist besonders darauf zu achten, daß der Nasenrücken langsam und willentlich muskulär bis zur Nasenspitze und über den Nasensteg lang gezogen wird.

| *Einatmung:* | *Ausatmung:* |
|---|---|
| Nase kurz – Nacken kurz | Nase lang – Nacken lang |
| Nase hinauf | Nase hinunter |
| Schädeldecke nach hinten | Schädeldecke nach vor |
| Augenbrauen innen hinauf | Augenbrauen innen hinunter |
| Augenbrauen außen hinunter | Augenbrauen außen hinauf |
| Augenwinkel außen hinunter | Augenwinkel außen hinauf |
| Zungenspitze hinauf | Zungenspitze hinunter |
| Zungenbogen hinunter | Zungenbogen hinauf |
| Schlundschnürer weit | Schlundschnürer eng |
| Kinn hinauf | Kinn hinunter |
| Mundwinkel hinunter | Mundwinkel hinauf |
| Wangen hinunter | Wangen hinauf |

Bei den Übungen *»Nase lang«* können nach oftmaligem Üben die Gesichtsmuskeln nach oben bewußt und willentlich gestrafft werden:

**Ü:** Bodenkontakt und Hals-Kinn-Winkel beachten. Kinn und Lippen locker halten. Die Augen bewußt öffnen! Der Mittelfinger liegt sanft auf dem Nasenrücken. Schieben Sie mit Hilfe des Mittelfingers gedanklich, willentlich den Nasenrücken muskulär und langsam »lang«, und denken Sie gleichzeitig willentlich muskulär und langsam die Ohren und die Muskeln, die über den Ohren liegen, nach oben. Führen Sie willentlich die Schläfen muskulär hinauf. *Nase lang:* die Gesichtsmuskeln tendieren nach oben. Beim langsamen Lösen, *Nase kurz*, tendieren Gesichtsmuskeln nach unten. Öfters und langsam wiederholen!

**Ü:** *Ismakogie*-Haltung. Kinn und Lippen weich halten. Die Lippen sind leicht geöffnet! Schieben Sie mit Hilfe des auf dem Nasenrücken liegenden Mittelfingers sanft den Nasenrücken willentlich muskulär und langsam »lang«. Gleichzeitig denken Sie willentlich muskulär den Unterkiefer und den Kaumuskel langsam nach oben. Ziehen Sie langsam die Schläfenmuskeln willentlich aufwärts. Muskelaufwärtszug im Gesicht spüren. Langsam loslassen. Öfters und langsam wiederholen.

**Ü:** Bodenkontakt und Hals-Kinn-Winkel beachten. Kinn und Lippen weich halten. Die Augen sind bewußt geöffnet. Schieben Sie mit Hilfe des auf der Nasenwurzel liegenden Mittelfingers sanft, willentlich muskulär und langsam den Nasenrücken lang bis über die Nasenspitze. Gleichzeitig denken Sie die seitliche Kinnmuskulatur und die Mundwinkel nach oben (ohne den Mund zu verziehen). Von den Mundwinkeln ziehen Sie willentlich die Jochbeinmuskeln langsam muskulär hinauf zum Jochbein. Den Muskelzug weiter zu den Schläfen führen und willentlich muskulär die äußeren Augenwinkel und Augenbrauenenden schräg in den Haaransatz hinauf ziehen. Bei der Muskelstraffung im Gesicht spüren Sie, wie selbst die Zunge in Streckung an den Gaumen geführt wird. Langsam lösen und öfters langsam wiederholen.

## Einige harmonische Schönheitsübungen für das Gesicht

Kurze Zusammenfassung aus dem bisher Gelernten:
Voraussetzung für spürbare Muskelzüge im Gesicht ist der Bodenkontakt, die aufrechte, muskulär gehaltene Wirbelsäule und die Körperhaltung. Hals-Kinn-Winkel einhalten. Die Augen bewußt öffnen. Die Augenbrauen ruhig halten. Die Kinnmuskeln locker und weich halten. Die Lippen sind leicht geöffnet. Lächeln!
Die Übungen bewußt, gedanklich, willentlich muskulär und langsam ausführen!

Begleiten Sie bei folgenden Übungen die Muskelzüge im Gesicht anfänglich mit den Händen (gestreckte Finger), das Gesicht dabei aber nicht berühren, bis die muskelstraffenden Züge im Gesicht bewußt erfühlt werden. Später sollten

Sie die Übungen ohne Zuhilfenahme der Hände, nur gedanklich, willentlich muskulär langsam ausführen.

**Ü:** Bodenkontakt und Hals-Kinn-Winkel beachten. Kinn und Lippen weich und den Kopf beim Üben ruhig halten. Die Augen bewußt und groß öffnen. Sie umrahmen mit Hilfe der Hände Ihr Gesicht in gedachter Herzform: Gesicht seitwärts hoch und Gesichtsmitte abwärts. Halten Sie unter dem Kinn Ihre Hände wie zu einer Schale geformt. Die Ellbogen weisen schräg nach außen, die Handgrundgelenke zeigen zueinander und die Handflächen nach oben. Die Hände weisen mit gestreckten Fingern in V-Form seitlich unter dem Kinn nach außen. Mit Hilfe der gestreckten Finger ziehen Sie willentlich muskulär über das Kinn langsam nach außen und willentlich muskulär in Richtung Ohren aufwärts. Den Muskelzug halten. Die Handflächen weisen nun zu den Ohren. Die Ellbogen heben Sie seitlich an, sie zeigen leicht zur Seite. Ziehen Sie jetzt mit Hilfe der gestreckten Finger die Ohren langsam, willentlich muskulär nach oben, und ziehen Sie willentlich die Schläfen muskulär nach oben. Führen Sie mit Hilfe der Finger die Muskelzüge gedanklich bis zur Kopfmitte zueinander. Jetzt ziehen Sie die gestreckten Mittelfinger über der Stirnmitte abwärts zur Nasenwurzel und langsam, willentlich muskulär über den Nasenrücken lang hinunter. Sie sollten den Nacken lang, die seitlichen Gesichtsmuskel oben gestrafft und die Nase lang spüren. Beim langsamen Loslassen spüren Sie den Zug über die Nase aufwärts und über die Schläfen und Ohren abwärts. Öfters und langsam üben (**Abb. 48**).

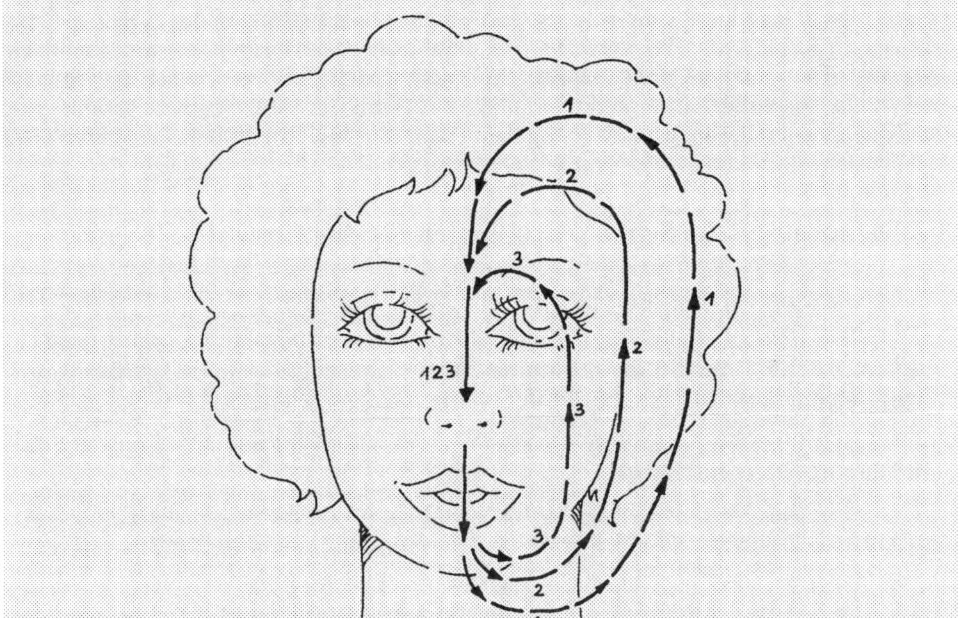


Abb. 48

**Ü:** Sie umrahmen mit Hilfe der Hände Ihr Gesicht vor den Ohren in einer kleineren gedachten Herzform. Halten Sie Ihre Hände unter dem Kinn. Die Hände bilden eine Schalenform, die Handgrundgelenke zeigen zueinander und die gestreckten Finger weisen in V-Form seitlich unter dem Kinn nach außen. Mit Hilfe der gestreckten Finger ziehen Sie langsam muskulär über das Kinn und muskulär über den Unterkiefer nach außen. Den Muskelzug halten. Die gestreckten Finger weisen nun zum Unterkiefer, die Ellbogen nach außen. Nun ziehen Sie langsam mit den gestreckten Fingern den Unterkiefer und die Kaumuskeln gedanklich muskulär hinauf zum Kiefergelenk. Ziehen Sie gedanklich muskulär die Schläfenmuskel nach oben. Führen Sie den Zug zur Kopfmitte und weiter mit gestreckten Mittelfingern über die Stirnmitte hinunter zur Nasenwurzel und muskulär über den Nasenrücken zur Nasenspitze lang herunter. Sie spüren, wie Nase und Nacken lang und Kiefer und Schläfen muskulär nach oben gehalten sind. Beim langsamen Lösen spüren Sie Nase und Nacken kurz. Bei Schläfen und Kiefer läßt der muskuläre Zug nach. Üben, üben, üben!

Die folgende Übung strafft die untere seitliche Kinnpartie. Es ist der Bereich, wo sich die Nasolabialfalte in Richtung Mundwinkel verlängert und der seitliche Mundwinkelniederzieher die Mundwinkel abwärts zieht. Dadurch geht die Kinnkontur verloren, und es können Hängewangen entstehen.

**Ü:** Kinn und Lippen weich halten. Die Lippen sind leicht geöffnet. Ziehen Sie langsam und bewußt von der Nasenwurzel muskulär den Nasenrücken bis zur Nasenspitze lang und halten Sie diesen Zug. Beide gestreckten Mittelfingerkuppen, die sich leicht berühren, halten Sie unterhalb der Nasenspitze zum Nasensteg. Mit den Mittelfingerkuppen mithelfend, ziehen Sie willentlich und gedanklich den Nasensteg langsam herunter, gedanklich über die weich gehaltenen Lippen und die weiche Kinnmitte und öffnen unter dem Kinn die Finger. Die gestreckten Mittelfinger langsam auseinanderführen bis zur vorderen seitlichen Kinnpartie (Muskel Mundwinkelniederzieher). Mit den gestreckten Fingern führen Sie langsam die seitliche Kinnpartie gedanklich, willentlich muskulär hinauf in Richtung Mundwinkel und von der Oberlippe aufwärts über den Eckzahnmuskel (Caninus) hinauf bis über die Nasenflügel, Richtung Nasenwurzel. Sie können die Muskelaufwärtszüge über die seitliche Kinnpartie, die Mundwinkel, die Nasenflügel bis zu den Augenmuskel spüren. Langsam lösen. Oft daran denken.

**Ü:** Nun ohne Zuhilfenahme der Finger üben. Wichtig ist wieder der richtige Hals-Kinn-Winkel. Kinn locker halten und die Lippen weich und leicht öffnen. Ziehen Sie von der Nasenwurzel gedanklich, willentlich muskulär den Nasenrücken langsam lang herunter. Führen Sie den muskulären Zug willentlich weiter über die weich gehaltenen Lippen und über die Kinnmitte nach unten. Gleichzeitig ziehen Sie gedanklich, willentlich muskulär die seitliche Kinnmuskulatur langsam und bewußt hinauf zu den Mundwinkeln und über die Oberlippe aufwärts über den Eckzahnmuskel hinauf bis über die Nasenflügel, Richtung Nasenwurzel. Nach oftmaligem Üben können Sie den Muskelaufwärtszug der seitlichen Kinnpartie nach oben spüren. Oft und langsam wiederholen!

**Ü:** Bodenkontakt, Körperhaltung und Hals-Kinn-Winkel beachten. Lippen locker halten. Die Arme anheben. Die Ellbogen zeigen nach außen. Die gestreckten Finger weisen zur Nasenwurzel. Ziehen Sie mit Hilfe der gestreckten Finger von der Nasenwurzel den Nasenrücken langsam, muskulär hinunter bis zur Nasenspitze. Blähen Sie willentlich muskulär die Nasenflügel und ziehen Sie mit Hilfe der gestreckten Finger von den Nasenflügeln muskulär über die Wangen Richtung Ohren. Führen Sie die Muskelzüge, mit den Fingern mithelfend, willentlich muskulär und langsam weiter über die Ohren nach hinten bis zum Hinterkopf, als würden Sie die Ohren hinten zusammenbinden. Ihr Gesicht ist nun nach außen gestrafft. Halten Sie die Muskelzüge und spüren Sie das Nach-auswärts-Straffen der Gesichtszüge. Langsam lösen und oft langsam wiederholen.

**Ü:** Hals-Kinn-Winkel beachten. Die Lippen locker halten. Die Ellbogen seitlich anheben. Die Handflächen weisen zu den Ohren. Die gestreckten Hände und Finger sind in Ohrhöhe. Sie denken die Ohren und die Schläfen bewußt zu den gestreckten Händen hin. Halten Sie diesen Zug und ziehen Sie, mit den Händen mithelfend, gedanklich, willentlich muskulär und langsam die Ohren und die Schläfen weit nach oben. Sie spüren die seitliche Gesichtsstraffung nach oben. Langsam lösen. Öfters wiederholen.

**Ü:** Bodenkontakt und Hals-Kinn-Winkel kontrollieren. Den Kopf nicht mitbewegen. Das Kinn und die Lippen locker halten. Die Augen sind bewußt geöffnet. Ellbogen seitlich etwas anheben. Nun weisen die Handflächen von vorne zu Ihrem Gesicht (Wangen). Die gestreckten Finger weisen nach oben. Der aufmerksame Blick bleibt geradeaus gerichtet. Sie denken Ihr Gesicht bewußt in die Handflächen hinein und halten diesen Zug (wie ein Spiegelbild). Ziehen Sie langsam, mit den Händen mithelfend, gedanklich muskulär die Gesichtsmuskel willentlich aufwärts. Gleichzeitig denken Sie von der Nasenwurzel den Nasenrücken muskulär lang. Spüren Sie die starke Muskelstraffung im Gesicht nach oben. Langsam loslassen. Oft und langsam wiederholen.

**Ü:** Hals-Kinn-Winkel beachten. Kinn und Lippen weich halten. Die Augen sind bewußt geöffnet. Bei dieser Übung nicht die Wangen verziehen. Die Ellbogen etwas anheben. Halten Sie die zu je einer Schale geformten Handflächen, die von vorne in Richtung Gesicht weisen, in Höhe Ihrer Wangen. Die Finger weisen schräg hinauf in Richtung Schläfen. Nun denken Sie Ihre Wangen jeweils langsam und bewußt, willentlich muskulär in die betreffende Handschale (rechte Wange – rechte Hand und umgekehrt) hinein, ohne diese zu berühren. Die Wangen gedanklich in die Handschalen hineinformen. Halten Sie diesen gedanklich, muskulär geführten Zug der Wange in die Handschalen. Sie haben das Gefühl, daß die Wangen voller sind. Halten Sie die Wangen weiter gedanklich in den Handflächen. Nun führen Sie ganz langsam, gedanklich mit Hilfe der Handschalen die Wangen nach außen aufwärts in Höhe Jochbein und halten Sie diesen Zug. Diese Übung hebt die Wangen und formt sie voller. Beim langsamen Loslassen spüren Sie das Absinken. Sehr oft üben.

**Ü:** Stellen Sie sich vor, Sie legen eine ganz dicke Maske aus nicht fließendem Honig auf Ihr Gesicht auf. Die Ellbogen sind leicht angehoben. Die Handflächen weisen von vorne zu den Wangen und die Finger zeigen schräg hinauf in Richtung Schläfen. Sie stellen sich nun vor, Sie drücken mit Hilfe der Handflächen – ohne die Haut zu berühren – den gedachten Honig oftmals langsam, sanft und gedanklich in die Haut hinein und ziehen den gedachten Honig oftmals langsam und gedanklich von der Haut wieder weg. Die gleiche Bewegung führen

Sie auch im Schläfenbereich mehrmals langsam und bewußt aus. Drücken Sie langsam und sanft den gedachten Honig in die Haut und ziehen Sie ihn langsam von der Haut wieder weg. Durch das gedachte und bewußte Hineindrücken und Wegziehen des gedachten Honigs entsteht eine sanfte Pumpbewegung. Sehr oft und langsam üben. Erst oftmaliges, intensives Üben regt auch die Durchblutung der Haut an.

**Ü:** Hals-Kinn-Winkel beachten. Kinn und Lippen weich halten. Die Ellbogen sind leicht angehoben. Die Handflächen weisen von vorne zu den Wangen, und die Finger zeigen in Richtung Schläfen. Stellen Sie sich nun vor, Sie drücken mit Hilfe der Handflächen – ohne die Haut zu berühren – den gedachten Honig oftmals langsam und sanft in die Haut. Ziehen Sie nun mit Hilfe der Hände die gedachte Honigmaske gedanklich muskulär schräg hinauf über die Wangen und weiter nach außen Richtung Schläfen und in den Haaransatz. Die Muskelstraffung nach außen und hinauf spüren. Diese gesichts- und wangenstraffende Übung oft und langsam üben.

**Ü:** Bodenkontakt, aufrechte Körperhaltung und Hals-Kinn-Winkel einhalten. Lippen locker halten und lächeln. Augen bewußt und groß öffnen. Sie halten in Gesichtshöhe zwei gedachte Spiegel. Sie schauen mit groß geöffneten, strahlenden Augen bewußt und langsam einmal in den gedachten rechten Spiegel und ziehen dabei Nase und Nakken bewußt lang, dann einmal langsam in den gedachten linken Spiegel und ziehen dabei Nase und Nacken bewußt lang und lächeln Ihr Spiegelbild an. Die Vorstellung macht es möglich, das Gesicht zu aktivieren und zum Strahlen zu bringen.

Eine gesichtsstraffende Übung, die überall und immer dann auszuführen ist, wo Sie andere Gesichter sehen können – in Gesellschaft, in der U-Bahn, in Warteräumen, beim Fernsehen (Großaufnahmen), in Zeitschriften, in der Kosmetikwerbung oder auf Plakatwänden:

**Ü:** Vergleichen Sie Gesichter, die sich etwas entfernt von Ihnen befinden, wie z. B. in der U-Bahn oder in Gesellschaft. Sie werden lächelnde, strahlende, aber auch müde, verhärmte, erschlaffte Gesichter beobachten können. Versuchen Sie, ein verhärmtes oder erschlafftes Gesicht gedanklich muskulär zu korrigieren. Stellen Sie sich vor, Sie korrigieren an Ihrem Gegenüber die Körperhaltung und den Hals-Kinn-Winkel. Sie ziehen bei Ihrem Gegenüber mit Ihren Augen langsam und bewußt den Nasenrücken lang, biegen gedanklich muskulär seine Mundwinkel nach oben und straffen dessen äußere Augenwinkel hinauf zu den Schläfen bis zum Haaransatz. Sie werden feststellen, daß die gedachten Korrekturen der Muskelzüge Ihres Gegenübers Ihrem eigenen Gesicht muskulär zugute gekommen sind: *Ihr Gesicht ist muskulär gestrafft.*

Oft vergißt man zu üben, aber durch Beobachtung hat man die Möglichkeit, jederzeit und egal, wo man sich befindet, an anderen Gesichtern für sich zu üben (Fremdkorrektur ist Selbstkorrektur!). Nützen Sie diese Möglichkeit, sie kommt Ihrem Gesicht und Ihrem Aussehen zugute. Schöne Gesichter bewußt zu betrachten, kann für Sie und Ihr Gesicht wie eine Erholung in schöner Natur oder wie das Grün für die Augen und für die Seele sein. Scheuen Sie sich nicht, auch wenn Sie etwas älter sind oder meinen, kein so attraktives Gesicht zu haben, ein ebenmäßiges Gesicht anzusehen. Vergleichen Sie es nicht mit dem eigenen, sondern versuchen Sie, daran Ihr eigenes Gesicht muskulär aufzubauen.

Auch das Denken formt das Gesicht. Zeichnen Sie Ihr Gesicht gedanklich nach:

**Ü:** *Ismakogie*-Haltung beachten. Lippen locker halten. Augen bewußt öffnen. Konzentrieren Sie sich auf Ihre rechte Gesichtshälfte. Sie beginnen bewußt und langsam von der Kinnmitte gedanklich das Gesicht nachzuzeichnen, über das Kinn langsam nach außen, aufwärts Richtung Ohr. Beim Ohr hinaufzeichnen, über die Schläfe nach oben bis zur Kopfmitte. Zeichnen Sie nun über die Stirnmitte hinunter, von der Nasenwurzel über den Nasenrücken bis zur Nasenspitze. Zeichnen Sie Ihren rechten Nasenflügel, dann weiter vom Nasensteg bis zur Mitte der Unterlippe und von der Unterlippe hinauf zum Mundwinkel. Beginnend von der Mitte der Oberlippe die Lippenkontur nachzeichnen bis zum Mundwinkel. Mundwinkel nach oben zeichnen. Nun zeichnen Sie von der Unterlippe zur Kinnmitte nach unten, ein wenig zur rechten Seite und über die vordere seitliche Kinnpartie in Richtung Oberlippe aufwärts. Vom Mundwinkel ziehen Sie eine Linie über den Jochbeinmuskel zum Jochbein hoch und weiter zur Schläfe. Zeichnen Sie die rechte Augenbraue von innen nach außen hoch, das untere Augenlid von innen nach außen, das obere Augenlid von innen nach außen und den Augenwinkel leicht nach oben. Sie spüren nun eine starke muskuläre Straffung nach oben und nach außen in der rechten Gesichtshälfte. Die rechte Zungenseite tendiert zum Gaumen.

**Ü:** Die Lippen locker halten. Die Augen bewußt öffnen. Konzentrieren Sie sich nun auf Ihre linke Gesichtshälfte. Sie beginnen bewußt und langsam von der Kinnmitte gedanklich zu zeichnen: über das Kinn langsam nach außen, aufwärts in Richtung linkes Ohr, beim Ohr hinauf über die Schläfe, nach oben bis zur Kopfmitte. Zeichnen Sie nun über die Stirnmitte hinunter, von der Nasenwurzel über den Nasenrücken bis zur Nasenspitze. Zeichnen Sie Ihren linken Nasenflügel. Zeichnen langsam und bewußt weiter vom Nasensteg bis zur Mitte Unterlippe und von der Unterlippe hinauf zum Mundwinkel. Von der Mitte der Oberlippe ausgehend die Lippenkontur nachzeichnen bis zum linken Mundwinkel und den Mundwinkel nach oben zeichnen. Nun zeichnen Sie von der Unterlippe und Kinnmitte nach unten, ein wenig zur linken Seite und über die vordere seitliche Kinnpartie in Richtung Oberlippe aufwärts. Vom Mundwinkel ziehen Sie eine Linie über den Jochbeinmuskel zum Jochbein hoch und weiter zur Schläfe. Nun zeichnen Sie die linke Augenbraue von innen nach außen hoch, das untere Augenlid von innen nach außen und das obere Augenlid von innen nach außen und den linken Augenwinkel leicht nach oben. Sie spüren auch hier eine starke muskuläre Straffung nach oben und nach außen in der linken Gesichtshälfte. Die linke Zungenseite tendiert zum Gaumen.

Vermeiden Sie es, Grimassen zu ziehen, sie können niemals Ihr Gesicht verschönern, sondern ziehen Falten, die sich mit der Zeit in Ihr Gesicht eingraben. Die Übungen der *Ismakogie* werden ohne Gesichtverziehen ausgeführt. Es arbeiten einzig die Muskeln unter der Haut. Nur so können Sie Ihr Gesicht attraktiver und verjüngter aussehen lassen.

# Die kleinen Sünden des täglichen Lebens

Wichtige Gebote, die Ihnen helfen, sich die gebräuchlichsten Sünden zu vergegenwärtigen und zu vermeiden:

- Vermeiden Sie es, in schlampiger Haltung zu sitzen, zu gehen oder zu stehen.
- Lassen Sie beim Gehen den Kopf nicht hängen.
- Schleppen Sie Ihren Körper nicht als Last durchs Leben, sondern bewegen Sie sich anmutig.
- Belasten Sie beim Stehen nicht nur ein Bein, Sie haben zwei Beine.
- Verschränken Sie nicht die Arme.
- Ziehen Sie nicht die Schultern nach vorne.
- Vermeiden Sie es, einen Rundrücken zu bilden.
- Lassen Sie den Brustkorb nicht absinken (Busen sinkt mit ab).
- Lassen Sie den Kopf nicht hängen oder in den Schultergürtel absinken.
- Lassen Sie den Bauch nicht hängen. Denn hängt der Bauch, hängen auch der Busen und die Wangen.
- Heben Sie nicht die Augenbrauen.
- Ziehen Sie die Augenbrauen nicht zusammen.
- Lassen Sie die Augenlider nicht hängen.
- Kneifen Sie die Augen nicht zusammen.
- Schauen Sie nicht mit gelangweiltem oder interesselosem Blick.
- Lassen Sie die Wangen nicht hängen, sonst hängt das ganze Gesicht.
- Lümmeln Sie nicht, indem Sie den Kopf als Last auf Ihre Hände legen und so die Wangen verschieben.
- Kauen Sie nicht einseitig, sondern auf beiden Seiten.
- Pfeifen Sie nicht, denn so bilden sich Falten um die Lippen.
- Pressen Sie nicht die Lippen zusammen, da sich sonst die Mundwinkel nach unten ziehen.
- Lassen Sie die Mundwinkel nicht hängen.
- Schieben Sie nicht die Unterlippe über die Oberlippe.
- Schieben Sie Ihr Kinn nicht nach vorne, denn so dehnen Sie Ihren Halshautmuskel (Platysma) aus.
- Vermeiden Sie negative Gedanken (»Ich schaue heute aber schlecht aus!« oder »Ich kann mich heute nicht anschauen!«).
- Lassen Sie beim Eincremen des Gesichts und des Halses Ihre Arme und

Ellbogen nicht hängen, sonst tendieren auch die Gesichtsmuskeln nach unten.

- Verzerren und verschieben Sie beim täglichen Eincremen nicht die Haut, sondern verfolgen Sie diese Bewegung muskulär.
- Lassen Sie Streß und Hektik keinen Einfluß auf Ihr Gesicht nehmen (loslassen und lächeln).
- Vermeiden Sie es, Ihr Gesicht beim Einschlafen in den Polster zu graben, denn dadurch verschieben Sie Ihre Konturen.
- Vermeiden Sie hohe Polster, denn so wird die Halswirbelsäule unnatürlich gekrümmt, und es besteht die Gefahr der Doppelkinnbildung.
- Gehen Sie niemals ungeschützt in die Sonne, verweilen Sie überhaupt nicht lange in der Sonne.
- Lassen Sie nicht das Untergesicht (Kinn) dominieren, d.h., nicht das Kinn, sondern die Stirne sollte nach vorne weisen.
- Vermeiden Sie es, Grimassen zu ziehen, denn sonst bilden sich mit der Zeit Falten.

All das mag vielleicht etwas viel anmuten. Doch beobachten Sie sich selbst einmal einen ganzen Tag lang kritisch. Sie werden bestimmt merken, daß die eine oder andere Sünde auch auf Sie zutrifft.

# Tips und Hinweise

Achten Sie bei den folgenden Empfehlungen besonders auf ein gelöstes, entspanntes Gesicht und auf den Hals-Kinn-Winkel. Kinn und Lippen weich halten. Die Lippen leicht öffnen. Lächeln! Die Augen bewußt öffnen.

**Pflaster gegen mimische Falten**

Eine Abhilfe gegen mimische Falten bietet ein dünnes, durchsichtiges, hautfreundliches, ca. 2 cm breites Pflaster. Nach öfterem Anwenden zeigt sich der Erfolg; man wird sich seiner Mimik bewußt und bekommt sie unter Kontrolle. Das Pflaster kann z. B. zwischen den Augenbrauen, den Querfalten auf der Stirne, bei Krähenfüßen, im Bereich der Nasolabialfalte und im Bereich der Mundwinkel eingesetzt werden. Es kann in der Nacht, aber auch während des Tages, wenn Sie allein sind, etwa bei Haus- oder Schreibarbeiten, angewandt werden. Bitte achten Sie auf ein entspanntes Gesicht und führen Sie die Tips für das Pflaster vor dem Spiegel aus.
Beim Entfernen des Pflasters ist zu beachten, daß die Haut nicht verzogen wird. Halten Sie mit einer Hand die Haut im Bereich des Pflasters und lösen Sie vorsichtig und langsam mit der anderen Hand das Pflaster ab, damit die Haut geschont wird.

Für die *Längsfalten zwischen den Augenbrauen* schneiden Sie ein kleines Stück Pflaster ab. Das gereinigte Gesicht ist völlig entspannt. Sehen Sie sich in einem Spiegel an. Nun versuchen Sie, willentlich muskulär die Augenbrauen langsam auseinanderzuziehen. Halten Sie den muskulären Zug und drücken Sie das Pflaster auf die Haut zwischen den Brauen im Bereich der Falten. Das Pflaster bleibt und Sie können spüren, daß es nun nicht mehr so leicht ist, die Augenbrauen zusammenzuziehen.
Für die *Querfalten auf der Stirne* benötigen Sie ein oder zwei längere Streifen Pflaster. Zuerst glätten Sie langsam die Stirne gedanklich muskulär nach oben – die Augenbrauen nicht mitheben – und halten Sie den muskulären Zug der Stirne. Nun kleben Sie quer über die geglättete Stirne, im Bereich der Querfalten, »je nach Bedarf« (Falten) einen oder zwei Pflasterstreifen. Sie können spüren, daß es schwierig ist, die Stirne nach oben in Falten zu schieben.
Auch für den Bereich der *Schläfen* und *Krähenfüße* gibt es Abhilfe. Sie öffnen bewußt und groß die Augen, denken den Schläfenmuskel nach oben, breiten ihn weit nach außen über den Haaransatz aus und halten diesen muskulären

Zug. Drücken Sie nun zwei entsprechend lange Pflasterstreifen der Länge nach auf den Bereich Schläfen und Krähenfüße. Auch jetzt spüren Sie, daß es schwierig ist, Krähenfüße zu bilden.
Als Milderung gegen die Vertiefung der *Nasolabialfalte* (sie verläuft von den Nasenflügeln abwärts über die Mundwinkeln in Richtung Kinn): Nasenrücken gedanklich muskulär lang ziehen, Kinn und Lippen weich halten und die Lippen leicht öffnen, die Mundwinkeln gedanklich muskulär langsam nach oben führen – ohne den Mund zu verziehen – und von den Mundwinkeln den Jochbeinmuskel aufwärts muskulär zum Jochbein führen. Diesen muskulären Zug halten. Nun kleben Sie die Pflaster links und rechts vom Mundwinkel außen aufwärts über die muskulär geglättete Nasolabialfalte in Richtung Nasenflügel.
Nun gegen *hängende Mundwinkel*: Die Lippen leicht geöffnet halten. Sie denken vom Nasensteg über die Nasen-Lippen-Furchte abwärts und gleichzeitig muskulär die Mundwinkel nach oben. Sie können noch gedanklich muskulär die Mundwinkel hinaufführen, ohne den Mund zu verziehen, und lächeln. Halten Sie diesen Muskelzug und kleben Sie jetzt links und rechts im Bereich der Unterlippe je einen Streifen aufwärts, links und rechts unter (nicht auf) den Mundwinkeln hinauf, unter den Jochbeinmuskel und in Richtung Ohr aufwärts. Jetzt ist es ist schwierig, die Mundwinkel abwärts zu ziehen. So werden die Wangen ebenfalls muskulär nach oben geführt und durch den Pflasterstreifen gehalten.

**Ordnen der Gesichts- und der mimischen Muskeln – ein Überblick**

Bedenken Sie, daß die Übungen gedanklich, willentlich muskulär und langsam ausgeführt werden und nur konsequentes und oftmaliges Üben zum Erfolg führt.
*Man muß nicht nur wollen, sondern es auch tun.*

Wie schon Goethe sagte:

Es ist nicht genug, zu wissen,
man muß es auch anwenden.
Es ist nicht genug, zu wollen,
man muß es auch tun.

Der Bodenkontakt und eine aufrechte, schöne Körperhaltung sind Voraussetzung für ein jugendliches Aussehen. Genau so wichtig und aussagend ist die aufrechte Halswirbelsäule und die richtige Kopfhaltung (Hals-Kinn-Winkel). Kinn und Lippen weich halten und nicht vergessen zu lächeln!

Denken Sie immer daran, die Mimik beim Üben und im täglichen Leben in den Griff zu bekommen: also keine Grimassen schneiden, denn sonst bilden sich mit der Zeit verstärkt Falten. Und denken Sie daran, die Gesichtsmuskeln wieder zu aktivieren und zu beleben. Denn sind die Gesichtsmuskeln inaktiv, wirkt das ganze Gesicht schlaff. Der Schwerkraft folgend, wird das Gesicht muskulär nach unten gezogen.

Wenn ein Muskel regelmäßig trainiert wird, kräftigt er sich. Ein durchtrainierter Gesichtsmuskel hält die Gesichtskonturen und fördert auch die Durchblutung der Gesichtshaut. Somit wirkt Ihr Aussehen jugendlicher! Nehmen Sie sich für die Übungen Zeit, sie sind es wert! Sie kommen Ihnen allein zugute. Unser Körper und unser Gesicht sind das Wertvollste, das wir haben. Es sollte unsere Pflicht sein, nicht nur auf äußere, sichtbare Pflege, sondern vor allem auf innere Muskelpflege zu achten, die sich dann nach außen auswirkt. Dabei können Ihnen die Gesichtsübungen der *Ismakogie* helfen.

Beachten Sie, daß bei der Gesichtspflege, beim Schminken, beim Frisieren immer die Arme angehoben sind und die Ellbogen zur Seite weisen. Zeigen die Ellbogen nach außen, so ist der Brustkorb (Busen) muskulär richtig gehalten. In dieser Haltung bilden Sie keinen Rundrücken, und es ist möglich, das Gesicht mit den Händen zu pflegen und sich hinten zu frisieren, ohne den Hals oder den Kopf zu verschieben.

**Anregungen für den Augenbereich**

Augenübungen sollen besonders langsam und konzentriert ausgeführt werden. Jede einzelne Übung sollte oft und langsam wiederholt werden. So können Sie eine auf Dauer sichtbare Verbesserung erzielen. (Eine genaue Beschreibung und viele weitere Übungen finden Sie im Kapitel »Die Augen« dieses Buches.)

*So werden müde Augen wieder munter:*

- Öffnen Sie bewußt und muskulär die Augen.
- Schauen Sie mit lebhaft interessiertem und aufmerksamem Blick.
- Die Augenlider willentlich weit nach oben führen und weit zurückdenken.
- Die Augen bewußt öffnen und muskulär zu den Schläfen ziehen und dadurch das Blickfeld erweitern (Panoramablick).
- Schauen Sie oft und bewußt mit groß geöffneten Augen in die Ferne.

- Üben Sie bewußt den Weitwinkelblick. Er hebt den äußeren Augenwinkel.
- Bei bewußt geöffneten Augen die äußeren Lidspalten muskulär schräg hinauf in den Haaransatz denken.
- Denken Sie einmal das obere Augenlid muskulär von innen nach außen und dann das untere Augenlid muskulär von innen nach außen.
- Weiten Sie Ihre Augenringmuskel nach oben, nach unten und zu den Seiten hin aus.
- Schauen Sie in Augenhöhe bewußt in die Ferne und in Augenhöhe auf einen Punkt in der Nähe. Den Wechsel von Ferne und Nähe oft üben.
- Schauen Sie mit groß geöffneten Augen auf einen Punkt vor Ihnen und beobachten Sie, während der Blick geradeaus bleibt, die Umgebung weit links und recht, weit über und unter Ihnen.
- Ziehen Sie mit Ihren Augen größere und kleinere Kreise in beiden Richtungen sowie große und kleinere Achterschleifen.
- Ziehen Sie die Augenbrauen innen auseinander.
- Ziehen Sie die äußeren Augenbrauenenden schräg hinauf in den Haaransatz.
- Setzen Sie mit bewußt geöffneten Augen die »Muskelbrille« auf und ziehen Sie gleichzeitig den Nasenrücken muskulär lang.

**Was Sie für den Kieferbereich tun können**

Das Kiefergelenk soll muskulär »beschäftigt werden«. Gründliches Kauen und deutliches Sprechen helfen dabei. Die bewußten Bewegungen im Kiefergelenk beeinflussen die Kiefergelenke, den Bereich um die Ohren und aktivieren die Gesichtsmuskeln. Ohren und Kiefergelenke liegen nahe beisammen. daher die muskuläre Beeinflussung. Lesen Sie in den jeweiligen Abschnitten die einzelnen Übungen nach. Alle Bewegungen sind langsam und bewußt auszuführen und sollen oftmals wiederholt werden. So zeigt sich der Erfolg.

- Den Unterkiefer nicht kraftlos hängen lassen, sondern muskulär halten.
- Versuchen Sie, den Unterkiefer gegen einen gedachten Widerstand muskulär nach oben zu führen.
- Denken Sie öfters den Unterkiefer nach oben und zurück in Richtung Ohr.
- Sprechen Sie öfters ein langgezogenes »N«. Denken Sie es zum Kiefergelenk und lösen Sie langsam mit dem Buchstaben »A«. Wenn der Unterkiefer muskulär nach oben gehalten ist, sollte die Halswirbelsäule muskulär gestreckt sein (Nacken lang).

### Bewußte Bewegungen mit der Zunge

Die Bewegungen mit der Zunge wirken positiv auf die Gesichtsmuskeln und dem Doppelkinn entgegen (vergleichen Sie bitte die jeweiligen Kapitel). Auch diese Bewegungen in richtiger Körperhaltung langsam ausführen. Kinn und Lippen weich halten. Die Lippen leicht öffnen! Wie immer sind die Übungen oft zu wiederholen, denn: »Übung macht den Meister«.

- Legen Sie vor dem Einschlafen die Zunge an den Gaumen und saugen Sie an einem gedachten Bonbon (bei Doppelkinn zu empfehlen).
- Zungenspitze sanft an die unteren Schneidezähne legen und öfters bewußt die Zunge sanft auf den Gaumen drücken und ansaugen.
- Zungenspitze sanft auf die unten Schneidezähne legen und die Zunge bewußt und sanft an den Gaumen drücken. Dabei eine langsame Saugbewegung von vorne über den Gaumen und hinunter in den Schlund ausführen.
- Zungenspitze wieder an die unteren Schneidezähne und die Zunge sanft auf den Gaumen legen. Breiten Sie die Zunge zu den Zähnen hin aus.
- Zunge auf den Gaumen legen und von vorne nach hinten in den Schlund abrollen und vom Schlund wieder nach vorne zu den Schneidezähnen hin abrollen.
- Zunge liegt am Gaumen. Rollen Sie öfters die Zunge von rechts nach links und von links nach rechts ab.
- Zunge wieder sanft auf den Gaumen drücken und ausbreiten. Am Gaumen mit der Zunge eine querliegende Acht ausführen.
- Wenn die Zunge sanft an den Gaumen nach oben gedrückt ist und ein bewußtes Saugen von vorne nach hinten in den Schlund ausgeführt wird, sollte die Halswirbelsäule in Streckung sein.

### Empfehlungen für den Halsbereich (»Schlundschnürer«) – zur Festigung des Hals-Kinn-Bereichs und gegen ein Doppelkinn

- Denken Sie öfters, Sie hätten Zitronensaft im Mund: »Sauer-denken«.
- Ziehen Sie im Halsbereich öfters langsam die Schlundschnürer muskulär eng zusammen und weiten Sie diese wieder (näheres im Kapitel »Schlundschnürer«).

### Hinweise zum muskulären Beleben der Kinn- und Mundpartie

Die vordere Kinnpartie loslassen und weich halten.
Die Lippen sollten weich und leicht geöffnet sein. Die Mundwinkel sollten gerade sein oder leicht nach oben geführt werden. Wenn die Mundwinkel hängen, kann die Oberlippe mit der Zeit schmäler werden. Außerdem verlängert sich die Nasolabialfalte in Richtung Kinn. Den Mund nie eng zusammenziehen wie beim Pfeifen. Die Lippen weich und beweglich halten – und lächeln! Denn: »Beim Lächeln können die Mundwinkel nicht hängen!« (Übungen finden Sie weiter vorne in diesem Buch).

### Empfehlungen zur Lockerung und Belebung des Kinnmuskels

- Legen Sie die Fingerkuppe eines Zeigefingers sanft unter die Unterlippe im Bereich Kinn und lockern Sie öfters langsam, zart und sanft die Muskulatur. Der Kinnmuskel soll nicht angespannt sein.
- Legen Sie beide Zeigefingerkuppen mit kleinem Abstand auf die Kinnmitte und führen Sie die Kinnmuskeln ein wenig nach unten und die seitliche Kinnmuskulatur willentlich muskulär hinauf zum Mundwinkel und weiter in Richtung Nasenflügel.

### Tips für den Mundbereich

- Bei den Übungen nicht den Mund verziehen.
- Glätten Sie gedanklich muskulär und langsam die Oberlippe von der Mitte nach außen zu den Mundwinkeln.
- Glätten Sie gedanklich muskulär und langsam die Unterlippe von der Mitte nach außen zu den Mundwinkeln.
- Die Unterlippe nicht vor- und hochschieben.
- Die Unterlippe nicht über die Oberlippe ziehen, sonst hängen die Mundwinkel.
- Denken Sie öfters die Mundwinkel langsam gerade und halten Sie diesen muskulären Zug.
- Denken Sie öfters die Mundwinkel langsam nach oben in Richtung Wangen und halten Sie auch diesen Zug.
- Denken Sie vom Nasensteg langsam über die Nasen-Lippen-Furche hinunter und über die Mundwinkel hinauf in Richtung Wangen. Halten Sie diesen Aufwärtszug der Mundwinkel.
- Denken Sie den Nasenrücken langsam hinunter und die Mundwinkel hinauf.

- Denken Sie den Kinnmuskel in der Mitte leicht nach unten und seitwärts muskulär hinauf über die Mundwinkeln.
- Versuchen Sie öfters, mit Ihren Fingern langsame Kreise von der Mitte der Oberlippe nach außen zu den Mundwinkeln und hinauf in Richtung Wangen zu zeichnen, ohne dabei die Lippe zu berühren.
- Versuchen Sie öfters, von der Unterlippe aus langsam die Mundwinkel hinaufzuführen in Richtung Wangen.
- Mit den Fingerkuppen drücken Sie öfters sanft und zart in die Verlängerung der Mundwinkel.
- Versuchen Sie öfters, mit Ihren Fingern langsame kleine Kreise von der Mitte der Unterlippe nach außen zu den Mundwinkeln und in Richtung Wangen zu zeichnen, ohne die Lippe zu berühren.
- Denken Sie die Mundwinkeln über den Jochbeinmuskel in Richtung Haaransatz.
- Denken Sie, der Jochbeinmuskel holt den Mundwinkel nach oben.

**Aktivieren der Ohren und des Bereichs um die Ohren**

Die Übungen im Ohrenbereich sind gut für die Durchblutung und Belebung im Ohr und für die Muskeln um das Ohr. Übungen mit dem Ohr beeinflussen auch den Bereich Kiefergelenk positiv, da Ohr und Kiefergelenk nahe beisammen liegen (vgl. das Kapitel »Die Ohren«).

Achten Sie auch bei den Ohren auf den Bodenkontakt, auf die aufrechte und gerade Halswirbelsäulenhaltung und auf den rechten Hals-Kinn-Winkel. Wie immer Lippen leicht geöffnet halten. Alle Übungen langsam und bewußt ausführen.

- Denken Sie öfters bewußt Ihre Ohren langsam und muskulär weit nach hinten.
- Denken Sie öfters bewußt Ihre Ohren langsam und muskulär weit nach hinten und hinten zueinander.
- Denken Sie öfters bewußt Ihre Ohren langsam und muskulär weit nach oben.
- Denken Sie öfters bewußt Ihre Ohren langsam muskulär weit nach oben und stellen Sie sich vor, Sie spitzen Ihre Ohren muskulär weit nach oben.
- Denken Sie, Sie hören bewußt leise Töne seitwärts, aus weiter Ferne.
- Denken Sie, Sie öffnen innen bewußt Ihren Gehörgang, denken von innen nach außen, öffnen den Gehörgang gedanklich noch weiter, wie die Öffnung einer großen Trompete.

- Denken Sie, Sie hören bewußt leise Töne weit von oben.
- Denken Sie, Sie hören bewußt leise Töne weit von hinten.
- Ziehen Sie gedanklich muskulär und langsam Ihre Ohren bewußt weit nach hinten und hören Sie von weit hinten, als würde in großer Entfernung hinter Ihnen jemand stehen, der Ihnen leise etwas sagt.
- Ziehen Sie gedanklich muskulär und langsam Ihre Ohren bewußt weit nach oben, spitzen Sie Ihre Ohren muskulär nach oben und hören Sie bewußt von weit oben z. B. Vogelgezwitscher.

**Tips zum Glätten der Stirne, zum Straffen der Schläfen und Beweglichmachen der Schädeldecke**

Besonders beim Hinaufziehen der Augenbrauen, z. B. beim Hinaufschauen, bilden sich Querfalten. Beim Zusammenschieben der Augenbrauen im Bereich der Nasenwurzel, z. B. beim Konzentrieren, bilden sich Längsfalten auf der Stirne.
Wie immer auf den Hals-Kinn-Winkel achten, die Lippen locker halten und auch diese Übungen langsam und bewußt ausführen.
Die Übungen mit der Stirne werden muskulär über den Haaransatz, über die Schädeldecke gedanklich bis in den Nacken geführt (vgl. die entsprechenden Kapitel dieses Buches).

*Stirnglätten*

- Bei groß geöffneten Augen und locker gehaltenen Lippen denken Sie, Sie ziehen Ihre Stirne von den Augenbrauen beginnend – die jedoch nicht mitbewegt werden – langsam und gedanklich muskulär senkrecht hinauf in den Haaransatz und über die Schädeldecke gedanklich in Richtung Hinterhauptmuskel.
- Denken Sie Ihre Stirne langsam und bewußt von der Mitte muskulär nach links und rechts außen in Richtung Schläfen.

*Schläfen straffen*

- Denken Sie den Schläfenmuskel bewußt in Höhe des Gehörgangs, über das Jochbein und über das Kiefergelenk langsam und gedanklich muskulär weit nach oben.
- Denken Sie den Schläfenmuskel nun langsam vom Bereich Jochbein gedanklich muskulär schräg nach oben und weit in den Haaransatz
- Breiten Sie vom Bereich äußeres Augenlid den Schläfenmuskel langsam, gedanklich muskulär weit nach hinten über den Haaransatz.

*Beweglichkeit der Schädeldecke*

- Ziehen Sie langsam Ihr rechtes Ohr, die Muskeln unter dem Ohr und den Schläfenmuskel gedanklich, willentlich muskulär weit nach oben und weiter, die Schädeldecke mitführend, über den Kopf in Richtung linkes Ohr. Nun lassen Sie den Muskelzug langsam vom linken zum rechten Ohr zurückfließen.
- Ziehen Sie nun langsam Ihr linkes Ohr, die Muskeln unter dem Ohr und den Schläfenmuskel gedanklich, willentlich muskulär weit nach oben und weiter, die Schädeldecke mitführend, über den Kopf in Richtung rechtes Ohr. Den Muskelzug dann langsam vom rechten zum linken Ohr zurückfließen lassen.
- Glätten Sie und ziehen Sie langsam, bewußt und willentlich muskulär die Stirnmuskulatur weit nach oben in den Haarsatz und weiter, die Schädeldecke mitführend, zum Hinterhauptmuskel hinunter. Langsam vom Hinterhauptmuskel aufwärts über die Schädeldecke bis zur Stirnmuskulatur lösen.

## Über den Nasenzug »Nase lang« die Gesichtsmuskeln straffen

Wenn die Halswirbelsäule muskulär gestreckt ist, tendiert der Muskelzug von der Nasenwurzel über den Nasenrücken nach unten. Beim Loslassen der Halswirbelsäule hebt sich die Nase leicht an und der Kopf sinkt leicht nach hinten in Richtung Halswirbelsäule ab. Ganz besonders wichtig ist es, immer auf den Hals-Kinn-Winkel zu achten und die Lippen leicht geöffnet zu halten. Die Kinnmitte weich halten (**Abb. 49**).

- Ziehen Sie Ihre langsam Nase gedanklich, willentlich muskulär, von der Nasenwurzel über den Nasenrücken lang. Halswirbelsäule ist muskulär gestreckt.
- Ziehen Sie langsam Ihre Nase gedanklich, willentlich muskulär von der Nasenwurzel über den Nasenrücken lang und denken Sie gleichzeitig Ihre Augenbrauenenden muskulär schräg hinauf in den Haaransatz.

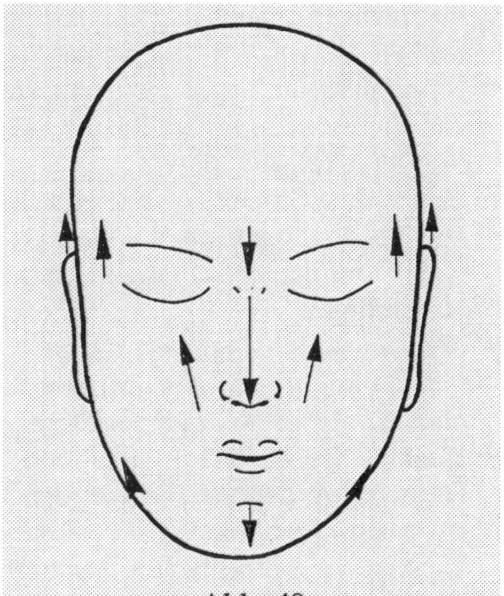

Abb. 49

- Ziehen Sie Ihre Nase gedanklich muskulär und langsam lang, denken Sie die äußeren Lidspalten muskulär schräg hinauf in den Haaransatz.
- Ziehen Sie willentlich und langsam Ihre Nase von der Nasenwurzel über den Nasenrücken lang und setzen Sie gleichzeitig eine gedachte Muskelbrille auf, von innen nach außen und über den Haaransatz.
- Ziehen Sie Ihre Nase wieder muskulär lang und ziehen Sie gedanklich muskulär die Ohren und den Schläfenmuskel weit nach oben.
- Ziehen Sie Ihre Nase muskulär lang, ziehen Sie gedanklich muskulär den Unterkiefer nach oben zum Kiefergelenk und führen Sie ihn muskulär zum Schläfenmuskel hinauf.
- Ziehen Sie die Nase muskulär lang und führen Sie gleichzeitig die Zunge zum Gaumen, saugen Sie vom Gaumen vorne nach hinten in den Schlund hinunter.
- Ziehen Sie den Nasenrücken muskulär bis zur Nasenspitze lang. Blähen Sie gleichzeitig die Nasenflügel auf und führen Sie den Muskelzug weiter über die Wangen bis zu den Ohren.
- Nase muskulär bis über die Nasenspitze zum Nasensteg lang ziehen. Vom Nasensteg denken Sie über die Nasen-Lippen-Furche hinunter und von der Oberlippe die Mundwinkel nach oben.
- Nase muskulär lang ziehen bis über die Nasenspitze. Lippen bleiben weich und leicht geöffnet. Vom Nasensteg denken Sie über die Nasen-Lippen-Furche nach unten bis zur Unterlippe und weiter über das Kinn. Gleichzeitig denken Sie von der Unterlippe aus die Mundwinkel nach oben.
- Nase muskulär lang ziehen, Muskelzug über den Nasensteg, die Nasen-Lippen-Furche, Lippen und Kinn weiterführen. Gleichzeitig denken Sie die Mundwinkel nach oben.
- Nun ziehen Sie die Nase wieder lang hinunter, denken Sie vom Nasensteg abwärts über die Lippen und das Kinn und ziehen Sie gleichzeitig die seitlichen Kinnmuskeln willentlich aufwärts in Richtung Mundwinkel und Nasenflügel.
- Nase muskulär lang ziehen. Hals-Kinn-Winkel beachten. Lippen und Kiefer bleiben leicht geöffnet. Denken Sie den Unterkiefer muskulär nach oben, ohne den Oberkiefer zu berühren.
- Denken Sie die Nase, über den Nasenrücken abwärts, muskulär lang. Gleichzeitig denken Sie von den Mundwinkeln den Jochbeinmuskel aufwärts zum Jochbein.
- Denken Sie muskulär die Nase über den Nasenrücken lang. Gleichzeitig führen Sie die Wangen muskulär nach oben.

All diese Tips und Ratschläge dienen nicht nur dem attraktiven Aussehen im Gesicht, sie beeinflussen auch ganz alltägliche Bewegungsabläufe. Das harmonische Gesicht wirkt sich auf den ganzen Körper positiv aus und umgekehrt.

**Erkennen Sie, wie Ihre Gesichtshaltung ihren Gang beeinflussen kann:**

Versuchen Sie, in aufrechter Körperhaltung mit richtigem Hals-Kinn-Winkel und einem harmonisch muskulär geordneten Gesicht zu gehen. Öffnen Sie bewußt die Augen, schauen Sie mit interessiertem Blick in gerader Blickrichtung. Denken Sie den Nasenrücken muskulär lang. Lassen Sie die Lippen locker und lächeln Sie. Gehen Sie einige Meter mit einer gedachten Krone auf dem Kopf mit dieser positiven Gesichtshaltung. Sie werden spüren, wie das bewußt aufrechte Gehen Ihren ganzen Körper von innen muskulär aktiviert und das jugendlich wirkende Gesicht den Körper in eine Muskelstreckung führt. Vergleichen Sie, wie das Gehen schwerer fällt und der Körper in sich zusammensinkt, sobald Sie die Lippen aufeinanderpressen und der Blick langweilig wird. Doch richten Sie sich nun wieder in die positive ***Ismakogie***-Haltung auf, denn so wirken Sie attraktiver, jugendlicher, dynamischer und harmonischer. Sie strahlen Zufriedenheit und eine positive Lebenseinstellung aus.

# Die Goldlöffel

Die *Goldlöffel* stellen eine gute Unterstützung zu den muskulären ***Ismakogie***-Übungen dar und können als hervorragende Verbindung angesehen werden. Sie ergänzen eine Vielzahl von Übungen in idealer Weise und fördern so die Durchblutung und die Straffung der Muskeln und der Haut.

Als erstes wird der *kalte Löffel* eingesetzt. Mit den ***Ismakogie***-Übungen in den einzelnen Bereichen des Gesichts werden gedanklich, willentlich muskulär die Muskeln zur Straffung geführt. Die zusätzliche Anwendung des *kalten Löffels* bewirkt noch eine weitere Straffung und Belebung der Muskeln sowie der Haut (zu den einzelnen Partien vergleichen Sie bitte die jeweiligen Übungskapitel, denn die Übungen für die verschiedenen Gesichtsbereiche sind vielfach kombinierbar und für jeden individuell anzuwenden). Wichtig ist, daß Sie bei der Anwendung die Haut niemals verschieben oder das Gesicht verziehen. Denken Sie aber immer daran, daß die Straffung aus uns selbst kommt. Nur durch eine aktive Muskulatur kann die Löffelanwendung zur vollen Geltung kommen. Wenn Sie z. B. den *kalten Löffel* in der Gesichtsmitte herabziehen (Nase lang!), dann halten Sie die Lippen und die Kinnpartie weich und locker. Führen Sie den Löffel vom Mundwinkelniederzieher über die seitliche Kinnpartie aufwärts, dann vom Mundwinkel aufwärts, über den Jochbeinmuskel zum äußeren Rand des Augenringmuskels. Streichen Sie, ohne aber die Haut zu verschieben, weiter von den Augenmuskeln zu den Schläfen und weiter in den Haaransatz Richtung Ohren. Vergessen Sie bei der Anwendung nicht die Halspartie, den Platysma. Wichtig ist, daß Sie die Bewegung mit dem *kalten Löffel* muskulär mitverfolgen.
Als zweites kommt der *warme Löffel* zur Anwendung. Tragen Sie vor der Anwendung Ihre Tages- oder Nachtcreme oder Ampulle auf und streichen Sie diese mit dem *warmen Löffel* in die Haut ein. Durch den *warmen Löffel* werden die Poren geöffnet und die Pflegemittel können besser auf die Haut einwirken. Denken Sie aber an die herzförmige Streichform, außen hinauf, in der Mitte hinunter. Beachten Sie den Muskelverlauf und verschieben Sie nicht die Haut. Nach dem Einstreichen der Creme folgt die Anwendung mit der Perkussion (Vibration). Alle Übungen, die in diesem Buch eine Pumpbewegung der Finger enthalten, können auch mit Vibration ausgeführt werden. Als Beispiel sei nur kurz erwähnt: Das Vibrieren an der Verlängerung der Mundspalte (Mundwinkel), die Lockerung der Nasenflügel, das Aktivieren verschiedener Mus-

keln, wie z. B. der Jochbeinmuskel, der Wangen sowie die der Augenbereiche, der Schläfen und der Stirne. Die genauen Übungsbeschreibungen finden Sie in den jeweiligen Kapiteln.
Zum Abschluß kommt wieder der *kalte Löffel* zur Anwendung. Er schließt die Poren der Haut und führt in Verbindung mit den gedanklich, willentlich geführten Muskelzügen die Haut und die Muskulatur zur Straffung. Beachten Sie aber wieder: keine Hautverschiebungen, und lassen Sie die muskuläre Kraft von innen kommen. Eine aktive Muskulatur und die bessere Durchblutung lassen Sie attraktiver und verjüngter aussehen.

Versuchen Sie, die Gesichtsmuskeln unter den *Goldlöffeln* willentlich in ihrer Verlaufsrichtung zu aktivieren. Halten Sie dabei den Kopf ruhig. Das Gesicht nicht verziehen und auch nicht die Haut mit dem Löffel verschieben!
Um die Intensität der Übung zu verstärken, ist es empfehlenswert, vor dem Üben mit den *Goldlöffeln* die entsprechende **Ismakogie**-Übung im jeweiligen Kapitel dieses Buches nachzulesen.
Mit dem *kalten Löffel* können Sie verschiedene Gesichtsmuskeln in Verbindung mit Ihrem willentlichen, bewußten Einsatz zusätzlich aktivieren, besonders Muskelpartien, die mit der Zeit abzusinken beginnen.
Bei allen Übungen mit den *Goldlöffeln* ist auf den *Hals-Kinn-Winkel* zu achten. Das Kinn und die Lippen werden weich gehalten. Der Halshautmuskel (Platysma) soll nicht verzogen werden.
Bevor Sie die Übungen mit den *Goldlöffeln* beginnen, sollen die Gesichtsmuskeln geordnet und aktiviert werden.
Den Kinnmuskel (Mentalis) locker halten!
Die Lippen sollen weich und leicht geöffnet sein, und ein sanftes Lächeln soll die Lippen umspielen.
Die Augen bewußt öffnen, mit interessiertem und aufmerksamem Blick schauen!

## Übungen mit dem *kalten Löffel*

Da wir zuerst die Gesichtsmuskeln festigen wollen, beginnen wir die Übungen mit dem *kalten Löffel*. Die Übungen sollen bewußt auf der rechten und linken Kinnseite gleichmäßig und langsam ausgeführt werden. Es ist besonders auf die Armhaltung zu achten: der Ellbogen sollte immer seitlich angehoben sein und nicht herunterhängen. Wenn der Ellbogen herunterhängt, ist auch das Gesicht nicht muskulär gehalten.

**Ü:** Von der Nasenwurzel ziehen Sie muskulär über den Nasenrücken bis zur Nasenspitze die Nase lang. Gleichzeitig gleiten Sie mit dem *kalten Löffel* langsam über den Nasenrücken und führen willentlich die Augen- und Gesichtsmuskeln muskulär aufwärts. Versuchen Sie, diesen muskulären Aufwärtszug im Gesicht zu halten. Die Lippen sind weich und leicht geöffnet. Den Kinnmuskel vorne loslassen. Das Kinn darf nicht angespannt sein. Sie legen den *kalten Löffel* seitwärts außen am Kinn (Muskel Mundwinkelniederzieher) von unten nach oben zum Mundwinkel und belassen ihn dort. Versuchen Sie, die Kinnmitte langsam nach unten zu denken und unter dem Löffel die seitliche Kinnmuskulatur willentlich muskulär von unten nach oben bis zum Mundwinkel hinaufzuführen. Den muskulären Zug nach außen weiter über den Jochbeinmuskel zum Jochbein hinaufführen. Nun versuchen Sie, den Schläfenmuskel über den Haaransatz hinauszuziehen. Halten Sie diesen Zug. Belassen Sie den Löffel auf der seitlichen Kinnpartie und versuchen Sie, sanft und langsam den Löffel unten vom Kinn über die seitlichen Kinnmuskeln mehrmals von unten nach oben zu den Mundwinkeln zu wiegen.

## Aktivieren der Wangenpartie mit dem *kalten Löffel* (Jochbeinmuskel):

Die Übungen sollen auf der rechten und auf der linken Wange gleichmäßig über den Jochbeinmuskel langsam und bewußt nach oben ausgeführt werden.

**Ü:** Hals-Kinn-Winkel beachten. Kinn und Lippen locker und weich halten. Lächeln. Die Augen bewußt öffnen. Der Blick sollte interessiert und aufmerksam sein. Versuchen Sie, die Kinnmitte langsam nach unten zu denken und weich zu halten. Die seitliche Kinnmuskulatur willentlich aufwärts zum Mundwinkel führen. Vom Mundwinkel führen Sie den Jochbeinmuskel willentlich muskulär schräg hinauf zum Jochbein und versuchen, die Schläfenmuskulatur nach außen über den Haaransatz zu ziehen. Halten Sie diesen Zug. Legen Sie den *kalten Löffel* mit der Griffseite beim Mundwinkel schräg hinauf über den Jochbeinmuskel zum Jochbein. Wiegen Sie mit dem Löffel sanft und langsam mehrmals vom Mundwinkel aufwärts über den Jochbeinmuskel, den Sie gleichzeitig muskulär noch zum Jochbein und zu den Schläfen hinauf und weiter bis in den Haaransatz straffen.

**Ü:** Diese Übung wirkt belebend und straffend im Schläfen- und Augenbereich und sollte im rechten und linken Schläfenbereich gleichmäßig, bewußt und langsam ausgeführt werden.

Hals-Kinn-Winkel beachten. Die Lippen locker halten und lächeln. Die Augen bewußt groß öffnen. Der Blick sollte interessiert und aufmerksam sein. Die obere Augenringmuskulatur – das Augenlid – wird willentlich, muskulär weit nach oben geöffnet und gedanklich muskulär weit zurückgeführt. Halten Sie diesen Muskelzug. Versuchen Sie, die äußere Augenpartie willentlich muskulär zu den Schläfen hinauf zu straffen und breiten Sie den Schläfenmuskel willentlich muskulär in den Haaransatz aus. Halten Sie auch diesen Zug. Legen Sie den *kalten Löffel* mit dem Griff im Bereich Ohr schräg über die Schläfe in Richtung oberes Augenlid und über die Augenbraue und wiegen Sie sanft und langsam mit dem *kalten Löffel* über die muskulär gestraffte Schläfe aufwärts, Richtung oberes Augenlid und Augenbraue.

## Gegen müde Augen:

**Ü:** Die Übung soll auf dem rechten und dem linken Auge gleichmäßig und langsam ausgeführt werden.

*Ismakogie*-Haltung einnehmen. Schließen Sie die Augen und legen Sie sanft den *kalten Löffel* quer auf das geschlossene Auge. Wiegen Sie nur ungefähr zweimal den Löffel sanft von innen nach außen. Gleichzeitig straffen Sie gedanklich muskulär die Schläfe nach außen in den Haaransatz und glätten Sie, ohne die Augenbraue hochzuziehen, die Stirne gedanklich muskulär nach oben.

**Ü:** Die Übung glättet und belebt die Stirne. Sie soll bewußt auf der rechten und linken Stirnseite gleichmäßig und langsam ausgeführt werden. Hals-Kinn-Winkel kontrollieren. Kinn und Lippen weich und locker halten und lächeln. Augen groß öffnen. Ziehen Sie willentlich von der Nasenwurzel über den Nasenrücken die Nase lang. Straffen Sie die seitliche Gesichtsmuskulatur willentlich muskulär hinauf und über den Haaransatz hinaus. Die Augenbrauen ruhig halten. Sie glätten die Stirne willentlich muskulär nach oben und legen den *kalten Löffel* quer über die Stirne und denken den Stirnmuskel willentlich muskulär nach oben über die Schädeldecke nach hinten hinunter. Halten Sie den muskulären Zug und wiegen Sie auf der Stirne den Löffel jetzt langsam und sanft. Die wiegende Bewegung wird von unten nach oben betont.

## Übungen für den Ohrenbereich:

**Ü:** Ohrenübungen sollen bewußt im rechten und linken Ohrbereich gleichmäßig und langsam ausgeführt werden.

Hals-Kinn-Winkel beachten. Die Lippen locker halten und lächeln, die Augen bewußt öffnen. Legen Sie den *kalten Löffel* hinter das Ohr, unter die Ohrmuschel, und versuchen Sie, das Ohr willentlich muskulär nach hinten zu ziehen. Wiegen Sie den *kalten Löffel* hinter dem Ohr.

**Ü:** Hals-Kinn-Winkel beachten. Kinn und Lippen weich und locker halten und lächeln. Die Augen bewußt öffnen. Legen Sie den *kalten Löffel* über das Ohr und ziehen Sie willentlich muskulär das Ohr und die Schläfe langsam nach oben. Halten Sie diesen Zug. Gleichzeitig ziehen Sie den Nasenrücken muskulär lang. Wiegen Sie nun den Löffel vom Ohr sanft nach oben.

## Übung für den Hals-Kinn-Bereich, den Halshautmuskel (Platysma) und gegen das Doppelkinn:

**Ü:** Die Übung soll bewußt im rechten und linken Halsbereich gleichmäßig und langsam ausgeführt werden.

Hals-Kinn-Winkel beachten. Die Lippen sind leicht und die Augen bewußt geöffnet. Kinnmuskel locker halten. Die Zähne nicht schließen sondern leicht geöffnet halten. Die Zunge sanft auf die inneren unteren Schneidezähne und den Zungenbogen an den Gaumen legen und sanft an den Gaumen ansaugen und halten. Legen Sie den *kalten Löffel* unter das Kinn und versuchen Sie, den Löffel sanft unter dem Kinn zum Hals-Kinn-Winkel hinzuwiegen. Sie können den Löffel auch vom Kinn abwärts auf dem Halsbereich wiegen.

### Der *warme Löffel*

Es ist besonders auf die Armhaltung zu achten: der Ellbogen sollte immer seitlich angehoben sein und nicht herunterhängen. Wenn der Ellbogen herunterhängt, ist auch das Gesicht nicht muskulär gehalten.

Mit dem *warmen Löffel* dringt Ihre Gesichtscreme besser in die Haut ein. Es ist dabei zu beachten, daß der Hals-Kinn-Winkel eingehalten wird, das Kinn und die Lippen locker und weich gehalten werden und die Augen bewußt geöffnet sind. Die Gesichtsmuskeln seitlich nach außen aktivieren. Die Nase mit dem *warmen Löffel* langziehen. Die Haut mit dem Löffel nicht verschieben. Versuchen Sie, mit den Muskelbewegungen den Löffel auf der eingecremten Haut sanft und langsam gleiten zu lassen.

*Das Vibrieren mit dem warmen Löffel bewirkt eine bewußte, aufbauende Belebung der Haut und der Muskeln.*

**Ü:** Diese Übung belebt die Nase und die Nasenflügel. Die Aktivität des Vibrierens fließt zum Mundbereich und in das Gesicht. Ziehen Sie von der Nasenwurzel den Nasenrücken willentlich muskulär bis zur Nasenspitze lang und blähen Sie die Nasenflügel muskulär auf. Halten Sie diese Muskelaktivität. Legen Sie die Spitze des *warmen Löffels* auf die Nasenwurzel und vibrieren Sie mit dem Löffel auf dem Nasenrücken bis zur Nasenspitze. Dort halten Sie den vibrierenden Löffel einige Zeit. Ziehen Sie gleichzeitig die aufgeblähten Nasenflügel muskulär noch mehr hinauf. Dann führen Sie den Löffel unter die Nasenspitze zum Nasensteg und vibrieren an dieser Stelle. Gleichzeitig führen Sie die geblähten Nasenflügel muskulär nach außen und nach oben.

### *Übungen mit dem vibrierenden Löffel*

Es ist besonders auf die Armhaltung zu achten: der Ellbogen sollte immer seitlich angehoben sein und nicht herunterhängen. Wenn der Ellbogen herunterhängt, ist auch das Gesicht nicht muskulär gehalten.
Die folgenden Übungen mit dem *vibrierenden Löffel* beleben den Mundbereich und die Lippen und verstärken den Aufwärtszug der Mundwinkel.

Übungen, die der Fältchenbildung auf der Oberlippe entgegenwirken:

**Ü:** Bodenkontakt und Hals-Kinn-Winkel beachten. Kinn und Lippen weich halten. Ziehen Sie von der Nasenwurzel den Nasenrücken willentlich muskulär bis zur Nasenspitze lang. Halten Sie die Stellung »Nase lang«. Mit der Spitze des *vibrierenden Löffels* gleiten Sie bewußt, langsam und sanft einige Male über die Nasen-Lippen-Furche abwärts. Gleichzeitig glätten Sie gedanklich, willentlich muskulär die Oberlippe nach außen zu den Mundwinkeln.

Ü: *Ismakogie*-Haltung kontrollieren. Kinn und Lippen weich halten. Ziehen Sie von der Nasenwurzel den Nasenrücken willentlich, muskulär bis zur Nasenspitze lang. Halten Sie die Stellung »Nase lang«. Mit der Spitze des *vibrierenden Löffels* streichen Sie sanft und langsam öfters über die Oberlippe rechts nach außen in Richtung Mundwinkel und aufwärts. Dann streichen Sie sanft und langsam öfters über die Oberlippe links nach außen in Richtung Mundwinkel und aufwärts.

Ü: Hals-Kinn-Winkel kontrollieren. Lippen und Kinn weich und locker halten. Denken Sie nun wieder den Nasenrücken muskulär lang. Führen Sie die Spitze des *vibrierenden Löffels* über die Nasen-Lippen-Furche abwärts. Die Oberlippe wird nicht verzogen, sondern weich gehalten und gedanklich zu den Mundwinkeln muskulär aufwärts geführt. Halten Sie den Muskelzug. Nun zeichnen Sie mit dem *vibrierenden Löffel* winzige Kreisbewegungen über der Oberlippe, ohne die Haut zu verschieben. Die winzigen Kreisbewegungen mit dem Löffel verlaufen langsam und sanft von der Mitte der Lippe nach unten und nach außen hoch. »Nach außen hoch« mehr betonen. Die winzigen Kreisbewegungen bis zu den Mundwinkeln ausführen und bei den Mundwinkeln bewußt klein aufwärts kreisen. Die Übung auf beiden Seiten der Oberlippe genau, langsam und sanft ausführen.

## Folgende Übungen beleben die Unterlippe:

Diese und die folgende Übung sollen auf beiden Seiten der Unterlippe gleichmäßig, sanft und bewußt ausgeführt werden.

Ü: Bodenkontakt, Hals-Kinn-Winkel kontrollieren. Kinn und Lippen weich halten. Ziehen Sie von der Nasenwurzel den Nasenrücken willentlich muskulär bis zur Nasenspitze lang und halten Sie die Stellung »Nase lang«. Nun führen Sie öfters von der Mitte der Unterlippe den *vibrierenden Löffel* langsam und sanft bis zum Mundwinkel aufwärts.

Ü: Bodenkontakt und Hals-Kinn-Winkel beachten. Kinn und Lippen weich halten. Nase muskulär lang ziehen und Muskelzug halten. Die Unterlippe nicht verziehen, sondern weich halten und gedanklich muskulär zu den Mundwinkeln aufwärts führen. Halten Sie auch diesen Muskelzug. Mit dem *vibrierenden Löffel* führen Sie winzige Kreisbewegungen über die Unterlippe aus, ohne die Haut zu verschieben. Die winzigen Kreisbewegungen verlaufen langsam und sanft von der Mitte der Unterlippe nach unten und nach außen hoch. Auch hier »nach außen hoch« betonen. Die winzigen Kreisbewegungen bis zu den Mundwinkeln ausführen und aufwärts ausstreichen.

## Nachstehende Übungen sind sehr zu empfehlen, um die Mundwinkel wieder geradezustellen oder muskulär nach oben zu führen:

Ü: *Ismakogie*-Haltung beachten. Kinn und Lippen weich halten. Die Nase bewußt muskulär lang ziehen und die Kinnmitte nach unten führen. Die seitliche Kinnmuskulatur denken Sie langsam, willentlich muskulär aufwärts zu den Mundwinkeln nach oben. Diesen Muskelzug jetzt halten. Legen Sie den *vibrierenden Löffel* mit der seitlichen Spitze auf die muskulär nach oben gehaltenen Mundwinkeln außen, in der Verlängerung der Mundspalte. Der *vibrierende Löffel* bleibt an dieser Stelle. Ohne den Mundwinkel zu verziehen, drükken Sie ihn sanft und zart ein winziges Stück aufwärts. Sie sollten das Vibrieren nach oben spüren. Gleichzeitig führen Sie bewußt auf dieser Gesichtsseite vom Mundwinkel willentlich die Jochbeinmuskulatur aufwärts zum Jochbein. Nach längerem Üben spüren Sie, wie auf der vibrierten Seite der Mundwinkel belebt und angehoben wird. Vergleichen Sie beide Mundwinkel.

**Ü:** Bodenkontakt und Hals-Kinn-Winkel beachten. Kinn und Lippen weich halten. Die Nase bewußt muskulär lang ziehen und die Kinnmitte nach unten führen. Die seitliche Kinnmuskulatur denken Sie willentlich muskulär langsam aufwärts zu den Mundwinkeln nach oben. Diesen Muskelzug halten. Legen Sie den *vibrierenden Löffel* jetzt auf die Nasen-Lippen-Furche mit einem leichten, sanften Druck nach unten und belassen den Löffel dort. Gleichzeitig ziehen Sie willentlich muskulär die Mundwinkel aufwärts und den Jochbeinmuskel in Richtung Schläfenmuskel.

*Schließen Sie die Anwendungen mit dem kalten Löffel ab, um die Muskulatur verstärkt zu straffen!*

## Anregungen für weitere Übungen mit dem *vibrierenden Löffel* – aktivieren der seitlichen Kinnmuskulatur (Mundwinkelniederzieher):

**Ü:** Sie denken die Kinnmitte nach unten. Die seitliche Kinnmuskulatur führen Sie gedanklich, willentlich muskulär und langsam nach oben. Halten Sie die Spannung. Mit dem *vibrierenden Löffel* wiegen Sie nun öfters langsam über die seitliche Kinnmuskulatur von unten nach oben.

**Ü:** Kinn und Lippen weich halten. Gesichtsmitte langsam über den Nasenrücken muskulär lang ziehen. Seitliche Kinnmuskulatur zu den Mundwinkeln nach oben führen. Mundwinkel muskulär nach oben denken. Von den Mundwinkeln den Jochbeinmuskel willentlich, langsam zum Jochbein hinaufziehen und die Schläfen in den Haaransatz denken. Den *vibrierenden Löffel* legen Sie unter den Mundwinkel in Richtung Jochbein und wiegen den Löffel sanft und langsam von den Mundwinkeln zum Jochbein.

**Ü:** Hals-Kinn-Winkel beachten. Kinn und Lippen weich halten. Die Augen bewußt öffnen. Denken Sie die Gesichtsmitte über den Nasenrücken lang herunter. Führen Sie gedanklich, willentlich muskulär, langsam die seitlichen Kinnmuskeln und die Mundwinkeln hinauf. Die Jochbeinmuskeln führen Sie schräg hinauf in den Haaransatz und den Schläfenmuskel muskulär weit nach oben und nach hinten über den Haaransatz. Halten Sie diesen Muskelzug. Legen Sie den *vibrierenden Löffel* im Bereich Ohr mit dem Griff schräg über die Schläfe in Richtung oberes Augenlid. Gleiten Sie ganz sanft und langsam ein wenig mit dem Löffel schräg nach außen in Richtung Haaransatz, ohne die Haut zu verziehen.

**Ü:** Hals-Kinn-Winkel beachten. Lippen und Kinn weich halten. Gesichtsmitte über den Nasenrücken muskulär langziehen und langsam die seitlichen Gesichtsmuskeln willentlich muskulär nach oben führen. Den Muskelzug halten. Ohne die Augenbrauen hochzuziehen, glätten Sie willentlich muskulär und langsam Ihre Stirne nach oben und langsam nach außen. Auch diesen Muskelzug halten. Legen Sie den *vibrierenden Löffel* öfters auf die rechte Stirnseite und öfters auf die linke Stirnseite. Wiegen Sie den *vibrierenden Löffel* an verschiedenen Stellen Ihrer Stirne hinauf und hinunter und nach links und rechts.

## Übung zum Glätten der Falten zwischen den Augenbrauen (Zornfalten):

**Ü:** **Ismakogie**-Haltung beachten. Kinn und Lippen weich halten. Die Augen bewußt und groß öffnen. Die Nase bewußt muskulär lang ziehen. Denken Sie die Augenbrauenenden, die äußeren Lidspalten und die Schläfenmuskeln willentlich muskulär, langsam nach außen über den Haaransatz und halten Sie diesen Muskelzug. Legen Sie mit angehobenem Ellbogen den *vibrierenden Löffel* quer auf die Nasenwurzel zwischen den Augenbrauen. Wiegen Sie langsam und sanft den *vibrierenden Löffel* zwischen den Augenbrauen.

Viele Gesichtsmuskelübungen dieses **Ismakogie**-Buches lassen sich mit dem *kalten Löffel* und dem *warmen* bzw. *vibrierenden Löffel* kombinieren und vertiefen. Jede(r) kennt die eigenen Schwächen der Gesichtsmuskulatur und kann sich im zuständigen Kapitel genau informieren.
Nur konsequentes und richtiges Üben bringt Hilfe und Erfolg (lesen allein ist nicht genug!).
Gesichtsübungen und die Verwendung der *Goldlöffel* unterstützen den Erfolg. Ihrer Phantasie, die **Ismakogie**-Gesichtsübungen mit den *Goldlöffeln* zu verbinden, sind keine Grenzen gesetzt!

# Schlußbemerkung

Sie haben nun im Gesichtsbereich einen tiefen Einblick in die Übungen der **Ismakogie** gewonnen. Es war viel von jugendlichem Aussehen und von Attraktivität die Rede. Doch muß betont werden, daß die Gesichtsübungen nicht nur dem guten Aussehen, sondern der *Gesundheit unseres gesamten Körpers* dienen. Die aufrechte Haltung ist die Grundlage der **Ismakogie**. Sie stellt die absolute Notwendigkeit für die Wirkung der Gesichtsmuskelübungen dar und hat gleichzeitig eine *positive Auswirkung* auf unseren Organismus.
In den einzelnen Kapiteln wurde ausführlich dargestellt, wie mannigfaltig der Anwendungsbereich der **Ismakogie** ist. Der Bogen spannt sich vom *Vorbeugen gegen Muskelerschlaffung*, dem *Erhalten* und *Reaktivieren* der Muskelpartien im Gesicht bis hin zur Nachbehandlung, z. B. nach Unfällen und chirurgischen Eingriffen sowie der Zahnhygiene und Schlankheits- und Entschlackungskuren. Kurz, die **Ismakogie** greift überall da ein, wo es die Muskulatur zu erhalten, zu festigen und wiederzubeleben gilt. Die einzelnen *Übungen* der **Ismakogie** sind *individuell kombinierbar*, das heißt, jede(r) kann sich ein eigenes, passendes Programm zusammenstellen.

Die **Ismakogie** vermag das Aussehen im Gesicht und die *positive Ausstrahlung*, völlig *unabhängig vom Alter,* zu verbessern. Auch ältere Menschen sollten sich nicht scheuen, mit **Ismakogie** zu beginnen. Es ist von eminenter Wichtigkeit, die Muskeln im Gesicht bis ins hohe Alter straff und aktiv zu erhalten oder wieder aufzubauen und zu beleben. *Es ist dafür nie zu spät.* Ein älteres Gesicht kann eine ebenso bezaubernde Ausstrahlung haben wie ein jüngeres. Sie ist ein Zeichen für eine *aktive Gesichtsmuskulatur*, die wir durch die **Ismakogie** erhalten und verbessern können. Das attraktive Aussehen bis ins Alter zu erhalten, ist für viele junge Menschen *Motivation.* Sie hegen Bewunderung dafür und fühlen sich davon angezogen. Gerade das zeichnet uns Menschen aus: die Möglichkeit zu haben, unser Aussehen aus *eigenem Willen* zu verändern und ins Positive zu wandeln.

Die Bewegungsabläufe sind im jungen Körper noch unproblematisch, deshalb sollte bereits in diesem Alter mit der *Bewahrung der Natürlichkeit* begonnen werden. Viele Beschwerden können so vermieden werden, und Gesundheit und innerkörperliche Harmonie bleiben erhalten. Das alte Sprichwort »Vorbeugen ist besser als heilen« unterstreicht diese Theorie.

Die harmonischen Gesichtsmuskelübungen der ***Ismakogie*** sind somit Schönheits- *und* Gesundheitsübungen. Der Erfolg wird sich einstellen und Sie mit Attraktivität, jugendlicherem Aussehen, strafferen Gesichtszügen sowie mit gesteigertem Selbstwertgefühl und einer positiven Lebenseinstellung belohnen.

# Über die Autoren

Brigitta Horatschek ist diplomierte Lehrerin nach der Methode der Wiener Kosmetikerin Prof. Anne Seidel. Seit Jahren hält die renommierte Leiterin Kurse im In- und Ausland ab, Sie führt ganzjährig Seminare sowie Kurse für Anfänger und Fortgeschrittene und eine rege Vortragstätigkeit durch. Präsentationen auf Messen (Paracelsus-Messe, Senior aktuell u. a.) sowie unzählige Auftritte in Radio- und Fernsehsendungen (Wir, Seniorenclub usw.) ergänzen den Terminkalender. Sie ist außerdem auch am Aufbau eines *Ismakogie*-Zentrums in der Schweiz (Luzern) beteiligt, wo seit vielen Jahren Wochenend-Seminare mit großem Echo abgehalten werden. Trotz ihrer vielseitigen Tätigkeiten steht Frau Horatschek allen Interessierten gerne zur Verfügung. Für nähere Informationen wenden Sie sich bitte an das

*Ismakogie-Studio Horatschek,*
1060 Wien, Hofmühlgasse 7 a/9,
Tel.: 0222/566 82 23.

Mag. Roman Horatschek, Sohn und Co-Autor von Frau Horatschek, hat in Wien Handelswissenschaften studiert und ist in der Autobranche tätig.

# Sachregister

**J**



**K**



**L**



**M**



**N**



**O**



**P**



**Q**

Brigitta und Roman Horatschek

# Fit durch Ismakogie

Richtig sitzen, stehen und bewegen
Ein Übungsbuch für den Alltag

6. Auflage, 1993
152 Seiten mit zahlreichen Illustrationen
öS 198,–/DM 29,–/sFr 30,20

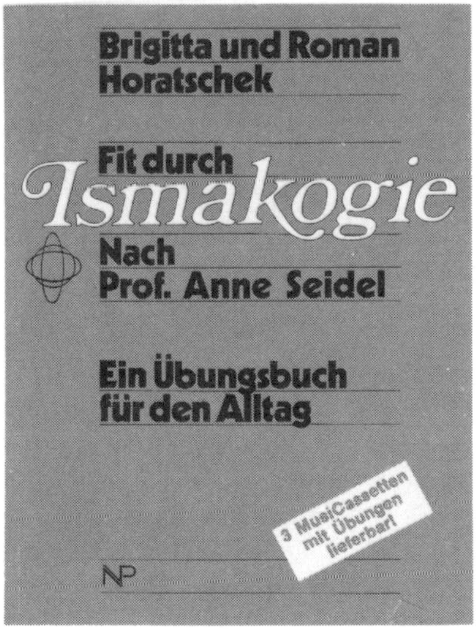


Die Ismakogie hilft unseren Körper wieder bewußt zu erleben. Das Buch vermittelt auf einfache aber eindrucksvolle Weise Übungen für die Füße, die Sprung-, Knie- und Hüftgelenke, die Oberschenkel, weiters die richtige Beckenhaltung, den Beckenboden und die Bauchmuskeln. Es beschäftigt sich auch mit der aufrechten Haltung und der Muskulatur der Wirbelsäule, dem Brustkorb, der Atmung, dem Schultergürtel, Hand- und Fingerübungen, sowie mit der Halswirbelsäule und der richtigen Kopfhaltung.

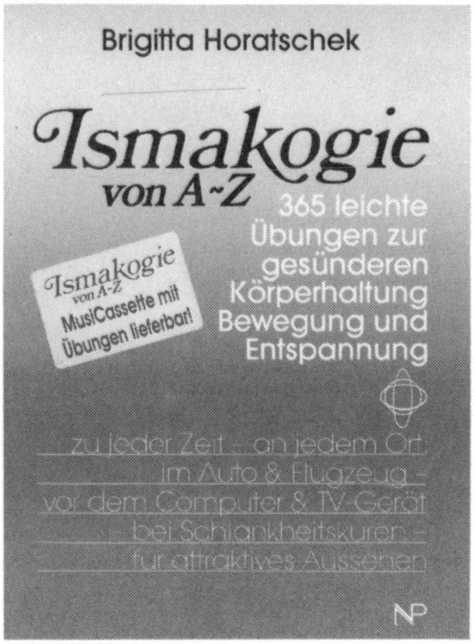


Brigitta Horatschek

# Ismakogie von A–Z

Gesundheit ist auch eine Frage der Haltung

365 Übungen zur gesünderen Körperhaltung, Bewegung und Entspannung

144 Seiten mit zahlreichen Zeichnungen
öS 198,–/DM 29,–/sFr 30,20

Das Ziel der Ismakogie ist es, für bestimmte Lebensbereiche – sei es privat, beruflich oder in der Freizeit – Übungen anzubieten. Im Bett, im Badezimmer, bei der Hausarbeit, im Büro, auf Reisen, im Auto oder Flugzeug, vor dem Computer oder TV-Gerät, bei Schlankheitskuren und seelischen Verstimmungen. Die Ismakogie hat keine Grenzen. So bekommen Sie viele Zivilisationsleiden wie Verspannungen, Kopfschmerzen, Fuß- und Gelenksbeschwerden, Haltungsschäden oder Wirbelsäulenprobleme in den Griff.